A. Burnfield

Multiple Sklerose:
Ein Erfahrungsbericht

W0197327

Alexander Burnfield

Multiple Sklerose: Ein Erfahrungsbericht

Übersetzt und bearbeitet
von Sigrid Arnade

Mit 7 Abbildungen

Gustav Fischer · Stuttgart · New York · 1988

© 1985 by Alexander Burnfield

Titel der Originalausgabe:
Multiple Sclerosis: A personal exploration

Souvenir Press (Educational & Academic) Ltd · London

Übersetzerin:
Dr. Sigrid Arnade
St.-Ingbert-Straße 19
D-8000 München 90

Gedruckt mit Unterstützung durch die Gemeinnützige
Hertie-Stiftung, Frankfurt.

CIP-Titelaufnahme der Deutschen Bibliothek

Burnfield, Alexander:
Multiple Sklerose : e. Erfahrungsbericht / Alexander Burnfield.
Übers. u. bearb. von Sigrid Arnade. – Stuttgart ; New York :
Fischer, 1988
    Einheitssacht.: Multiple sclerosis <dt.>
    ISBN 3-437-00535-9
NE: Arnade, Sigrid [Bearb.]

Für die deutsche Ausgabe
© Gustav Fischer Verlag · Stuttgart · New York · 1988
Wollgrasweg 49, D-7000 Stuttgart 70 (Hohenheim)
Das Werk einschließlich aller seiner Teile ist urheberrechtlich geschützt.
Jede Verwertung außerhalb der engen Grenzen des Urheberrechtsgesetzes ist
ohne Zustimmung des Verlages unzulässig und strafbar. Das gilt insbesondere
für Vervielfältigungen, Übersetzungen, Mikroverfilmungen und die Einspeiche-
rung und Verarbeitung in elektronischen Systemen.
Satz: Typobauer Filmsatz GmbH, Scharnhausen
Druck: Gulde Druck GmbH, Tübingen
Einband: F. W. Held, Rottenburg am Neckar
Printed in Germany
ISBN 3-437-00535-9

Dieses Buch ist Gilbert Macdonald gewidmet, der von 1976 bis zu seinem Tod 1983 Vorsitzender der Multiple Sklerose Gesellschaft von Großbritannien und Nordirland war. Vieles auf den folgenden Seiten ist seiner Freundschaft zu verdanken und auch ich werde ‹Mac›, ebenso wie viele andere MS-Betroffene, immer für seine Anregungen und seine Ermutigung dankbar sein.

Vorwort

von Shelagh Macdonald, der Ehefrau von Gilbert Macdonald, die sich an seiner Seite unermüdlich um das Wohl der MS-Betroffenen bemühte.

Ich wußte nicht viel über Dr. Alexander Burnfield, als ich ihm zum ersten Mal begegnete. Er war ein junger Arzt, seine Freunde nannten ihn Sandy, und er hatte Multiple Sklerose. Er war eine entfernte Gestalt auf einer Rednertribüne in Edinburgh. Ich kam zu spät zu dem MS-Treffen und hörte nur noch die letzten Minuten seiner Rede – und auch die verstand ich nicht sehr gut, da ich in der hintersten Ecke unauffällig versteckt war. Aber ich vernahm die Reaktion des Publikums und verspürte die angeregte Atmosphäre in der Halle.

Als ich Sandy das nächste Mal reden hörte, kam ich rechtzeitig. Es war ein Treffen von MS-Betroffenen und Angehörigen in London. Ich habe viele Reden über Multiple Sklerose gehört – einige waren ausgezeichnet, einige gut, andere langweilig, andere auf störende Weise abgehoben oder völlig nichtssagend. Aber diese Rede war anders, und ich spürte, daß jeder im Saal dasselbe fühlte.

Höchst bemerkenswert war zunächst, daß Sandy ohne offensichtliche oder bewußte Anspannung zu der Versammlung sprach, so als ob er sich mit jedem Anwesenden persönlich unterhielte. Er hätte im eigenen Wohnzimmer sitzen können, bei einer Tasse Kaffee plaudern, einen seltsamen Witz oder eine zufällige Geschichte aus seinem Leben erzählen können.

Aber nicht nur sein Stil war erfrischend. Er sprach in einer Art über MS, die meiner Meinung nach nur wenige, außer vielleicht bei besonders sensiblen Freunden oder Bezugspersonen, vorher erlebt hatten. Er war in keiner Weise verschlossen. Er sprach ehrlich und freundlich, offen und verständlich. Er kannte die Probleme aus eigener Erfahrung – besaß aber die Objektivität eines guten Arztes. (Auch in seiner Einstellung Ärzten gegenüber kann er sehr objektiv sein!)

Auf den Gesichtern der Anwesenden konnte ich alle möglichen Reaktionen ablesen: Erleichterung, Freude, konzentriertes Interesse, oftmals Lachen. Fast jeder hatte eine Frage. Die Zuhörer spürten, daß sie Dr. Burnfield alles fragen konnten, weil sie einen Freund fragen würden. Und so stellten sie ihre Fragen. In seinen Antworten ging er

nicht flüchtig über Schwierigkeiten hinweg, beschönigte schmerzliche
Dinge nicht und behandelte die Ängste der Leute auch nicht als unwichtig.

Das alles wird in diesem Buch vermittelt. Als Leser werden Sie das
Gefühl haben, daß Dr. Burnfield zu Ihnen spricht und nicht, daß er
Ihnen etwas erzählt. Er behandelt alle Aspekte der MS, über die jeder
Betroffene oder Interessierte Genaueres wissen möchte, ausführlich,
und zwar so, als teile er selbst die Beobachtungen und Gefühle des
Lesers. Er vermittelt nicht das Gefühl, in allem am besten Bescheid zu
wissen.

Besonders hilfreich ist er bei komplizierten Themen, mit deren Umgang so viele Menschen, auch Ärzte, große Schwierigkeiten haben:
Ärger, Kummer, Zweifel, Selbstmitleid, Verletztheit und Schuld – in
Ehen, in Familien und in der Gesellschaft. Einfühlsam und offen
spricht er über Sexualität und Schwangerschaft. Auch in praktischen
Fragen ist er sehr hilfreich – was von der Krankheit zu erwarten ist und
warum; unterschiedliche Wirkungen bei verschiedenen Menschen, professionelle Hilfen, Behandlungsmethoden, Behindertenzuschüsse, Diäten, Hobbies, Übung und Spaß, Arbeit und alltägliche Probleme.
Durchgängig bezieht er sich bei dem, was er sagt, auf menschliche
Erfahrungen – seine eigenen und die seiner Frau sowie auf die der
vielen MS-Betroffenen, denen er begegnet ist und mit denen er gesprochen hat.

Ganz besonders einfühlsam vermittelt Dr. Burnfield sein Verständnis für den düsteren Kampf in der Zeit zwischen Diagnosestellung und
Erreichen eines Zustandes der Anerkennung der Krankheit – ohne
dabei aufzugeben. Er weiß, wovon er spricht, denn er ‹war dort›, aber
ich glaube, daß er darüber hinaus auch über ein ungewöhnliches Ein-
fühlungsvermögen in die Situation anderer Menschen verfügt.

Leider kann nicht jeder plaudernd mit Sandy im Wohnzimmer sitzen
– das tut er ohnehin oft genug. Aber nun haben Sie dieses Buch in der
Hand, welches ein recht guter Ersatz dafür ist.

Danksagungen

Mein besonderer Dank gilt meiner Frau Penny für ihre Hilfe beim Schreiben dieses Buches und für ihre ausdauernde Unterstützung und Geduld. Josephine Burnfield, meine Schwägerin, übernahm den Hauptteil der Schreibarbeiten, und Rosemarie Davis setzte diese Arbeit nach der Geburt des Kindes von Josephine fort. Beiden möchte ich meinen Dank und meine Anerkennung für ihre harte Arbeit und ihre fruchtbaren Anregungen aussprechen.

Folgenden Personen bin ich wegen ihrer wertvollen und konstruktiven Vorschläge sowie ihrer gewidmeten Zeit und ihrer Sachkenntnis zu Dank verpflichtet: Carolyn Evans, Wendy Goodall, Dr. Philip Kennedy, Professor Lindsay McLellan, John Walford, OBE und Shirly Winch. Mein Dank gilt ebenfalls den vielen Freunden, die mich anregten und ermutigten, besonders Tony Banks, Cynthia Benz, Kathy Llewelyn, Terry Lister sowie meinem Schwiegervater Frank Fuller.

All jenen, die mit der Multiple Sklerose Gesellschaft von Großbritannien und Nordirland verbunden sind, bin ich zu Dank verpflichtet wegen der Rolle, die sie bei der Entstehung dieses Buches gespielt haben, insbesondere Nadia Bocock, Margaret Bown und Rita Saupin, außerdem Beverly Brown und Deanna Groetzinger von der kanadischen MS-Gesellschaft sowie Joanna McLean von der MS-Gesellschaft Westaustraliens. Catherine Dobson, Meriel Gwyther und Sue Henshaw von der ‹Education Centre› Bibliothek des Royal Hampshire County Krankenhauses in Winchester haben mich durch einen effektiven Versorgungsdienst unterstützt, ihnen gilt meine aufrichtige Anerkennung.

In meinem Herzen gibt es einen besonderen Platz für die Menschen, deren Erfahrungen ich in dieses Buch einfließen ließ. Um die Vertraulichkeit zu wahren, sind Identitäten stellenweise durch Namensänderungen oder Auslassungen von Details unkenntlich gemacht worden. Ich bewundere diese Menschen wegen ihres Mutes und erinnere mich in Dankbarkeit an sie. Schließlich möchte ich noch Sophie Owen für die Fotoaufnahmen und Tessa Harrow von der Souvenir Press für ihre Hilfe und Unterstützung danken.

Inhaltsverzeichnis

Persönliche Einführung

Nachdem ich nur eine kurze Zeit Tennis gespielt hatte, bückte ich mich erschöpft, um den Ball für das Aufspiel hochzuheben und erlebte einen unangenehmen Schock. Die obere Hälfte von Onkel Bunt verschwand in einem undeutlichen Nebel! Wenn ich an diesen Moment zurückdenke, kann ich selbst heute noch seine langen bauschigen Hosen und seine großen braunen Schuhe sehen. Obwohl ich es damals nicht wußte, war dies die erste Begegnung mit der Multiplen Sklerose, in der Kurzform bekannt als MS.

Ungeachtet dieses Zwischenfalls spielte ich den Ball, und einen Moment später kehrte er aus dem Nichts zurück und traf mich ins Gesicht. Das war zuviel, und mit einer Entschuldigung über die Sonne in meinen Augen gab ich das Spiel auf. Ich ging ins Gebüsch, um im Kühlen zu sitzen und um meine Fassung wiederzugewinnen. Ich testete mein Sehvermögen, indem ich verschiedene Gegenstände anblinzelte, wobei ich die Augen wechselweise abdeckte. Nach kurzer Zeit bemerkte ich, daß ein großer Teil des Gesichtsfeldes fehlte, wenn ich nur mein linkes Auge benutzte. Die obere Hälfte von allem, was ich mit diesem Auge ansah, fehlte. Wenn ich auf ein Gesicht schaute, sah ich nur den Mund und das Kinn. Wenn ich eine Uhr betrachtete, sah ich nur die Zahlen von vier bis neun. Wenn ich nur mit dem linken Auge auf einen Strauß roter Rosen schaute, bemerkte ich, daß sie rosa wirkten und daß es nicht mehr so viele waren. Das rechte Auge arbeitete normal und zeigte den ganzen Strauß leuchtend roter Rosen.

Das alles geschah vor zwanzig Jahren, als ich im zweiten Semester Medizin studierte und am Wochenende zu Hause zu Besuch war. Es war ein heißer Nachmittag im Juni gewesen, und mein sechzigjähriger Onkel und ich hatten auf der Farm gespielt, auf der meine Familie lebte und auf der ich aufgewachsen war. Ich erinnere mich, daß ich beschämt war, weil ich das Spiel mit meinem kräftigen, gesunden Onkel vom Lande aufgegeben hatte, und weil er, vierzig Jahre älter, mehr Ausdauer hatte als ich.

Als ich den Arzt, der für die Gesundheit der Studenten an der medizinischen Hochschule verantwortlich war, aufsuchte, waren weitere Symptome bei mir aufgetreten. Hinter meinem linken Auge war ein stechender Schmerz fühlbar, der scharf und messerartig wurde, wenn ich das Auge von einer Seite zur anderen bewegte. Der Arzt untersuchte mein Auge, aber zu meiner Überraschung bestand er darauf, mich von oben bis unten vollständig zu untersuchen. Lange beschäftigte er sich mit meinem Kniereflex, und Jahre schien er damit zuzubringen, mit einem Schlüssel an der Außenkante meiner Fußsohlen entlang zu fahren. Bis zu diesem Zeitpunkt war ich naiverweise davon ausgegangen, daß die ganze Störung in meinem Auge lag. In der klinischen Medizin war ich bislang wenig ausgebildet worden, aber die neurologische Untersuchung dieses Arztes alarmierte mich – er schien einen ernsten Gesichtsausdruck zu haben. Ich bombardierte ihn mit Fragen, die er aber kurz und ausweichend beantwortete.

Dies war der Anfang einer Vielzahl weiterer Konsultationen und Untersuchungen; ich ging zu einem Augenarzt, dann zu einem Techniker, der mein Gesichtsfeld aufzeichnete, und nach einem weiteren Besuch der Augenabteilung landete ich bei einem Neurologen. Meine Angst wuchs, aber von Fragen und einem Gespräch wurde ich abgehalten. ‹Neuritis optica› wurde die Ursache meiner Symptome genannt, und mir wurde versichert, daß sie wahrscheinlich wieder ganz verschwinden würde. Die Ursache? «Es gibt viele mögliche Gründe», aber mir fiel auf, daß der Neurologe seine Augen von mir abwandte und das Thema wechselte.

Ich ging in die Bibliothek der medizinischen Hochschule und lieh mir einige Bücher über Augenheilkunde und Neurologie aus. Ich entdeckte, daß es tatsächlich einige mögliche Ursachen für meinen Zustand gab, die meisten davon sind allerdings ziemlich selten. Die häufigste Ursache aber war die Multiple Sklerose: Ich las, daß die meisten Menschen, die sich mit einer Neuritis optica beim Arzt vorstellten, innerhalb von zehn Jahren MS bekamen, obwohl einige keine weiteren neurologischen Symptome haben würden.

Der Schock betäubte mich, erstarrt saß ich auf meinem Platz in der Bibliothek, fühlte mich abgeschnitten von denen, die um mich waren, und die mir nun unwirklich erschienen. Ich war alleine und erschrocken. Der Schweiß rann von meinem Gesicht, und ich fühlte mein Herz laut und schnell in meinem Kopf schlagen. Würde ich MS bekommen? Nein, ich würde einer der Glücklichen sein. Aber das konnte ich auch nicht glauben.

Bei der nächsten Konsultation fragte ich den Neurologen, ob er der Meinung sei, ich habe MS. Schnell sah er weg und sagte, daß ich durch die Lektüre der Lehrbücher ebensoviel wüßte wie jeder Arzt, und daß nur die Zeit Aufschluß geben würde. Das war nicht beruhigend – die Lehrbücher in der Bibliothek hatten ein düsteres Bild der MS aufgezeichnet. Ein Mensch mit dieser Krankheit könnte innerhalb von zehn bis zwanzig Jahren völlig gelähmt sein oder blind enden, unfähig zu sprechen, seine Blase oder seinen Darm zu kontrollieren. Vorzeitige Senilität könnte auftreten, und die Todesursache wäre meist bedingt durch Infektionen im Bereich der Brust, der Harnwege oder durch schwere Liegegeschwüre. Es erschien alles unwirklich und konnte mir nicht passieren – oder doch? Ich fühlte mich nicht dazu in der Lage, den Neurologen nach diesen Dingen zu fragen. Es hätte einen schlechten Eindruck gemacht. Noch weniger konnte ich meine Gefühle, meine Ängste, die Traurigkeit und den Ärger ausdrücken. Ich wollte den Arzt nicht verwirren. So behielt ich meine Gedanken für mich und fühlte mich verlassener denn je.

Während der nächsten Wochen ließ der Schmerz in meinem Auge nach und verschwand dann. Auch mein Sehvermögen verbesserte sich, aber ich behielt einen ‹blinden Fleck› im oberen Teil meines linken Gesichtsfeldes. Der Neurologe untersuchte mich bei einer abschließenden Konsultation und schrieb einen Bericht an den Studentenarzt. Wie viele Menschen in ähnlicher Lage fand ich eine Gelegenheit, den Brief zu öffnen und den Inhalt zu lesen – verzweifelt wollte ich die Wahrheit wissen. Bei diesem sonderbaren Spiel war mir mein Neurologe aber um einen Schritt voraus. Der Brief enthielt das gefürchtete Wort ‹Multiple Sklerose› überhaupt nicht; statt dessen war der Wortlaut: «Der Patient hatte eine vorübergehende Neuritis optica und ist sich der möglichen künftigen Folgen bewußt.›

Keiner meiner Ärzte bot mir eine weitere Konsultation an; man ging davon aus, daß ich nur dann wiederkommen würde, wenn sich weitere Symptome zeigten. Aber ich kam nicht wieder. In den nächsten drei Jahren setzte ich mein Studium der Medizin fort. Ich war mir ständig des ‹blinden Flecks› bewußt und vergaß nie, daß sich andere Symptome jederzeit zeigen könnten. Über meine Ängste konnte ich nicht mit anderen Menschen sprechen, weder mit der Familie noch mit Freunden. Daher gab es Zeiten, in denen ich mich isoliert und anders als andere Menschen fühlte. Ein Teil von mir weigerte sich, die Möglichkeit einer MS zu akzeptieren, während dieser Gedanke einen anderen Teil von mir nie losließ.

Die Medizinstudentin Penny, meine Freundin, wußte, daß ich eine Neuritis optica gehabt hatte, und sie wußte auch, daß sich eine MS entwickeln könnte. Trotzdem war sie bereit, mich so zu akzeptieren, wie ich war, und sagte tapfer, daß sie das Risiko der Zukunft tragen wolle. Noch als Studenten heirateten wir, ein Jahr vor meinen und zwei Jahre vor ihren Abschlußprüfungen. Im Unterschied zu vielen anderen Paaren heirateten wir mit dem Wissen, daß MS auftreten könnte und hatten die Möglichkeiten besprochen. Ich denke, daß deshalb unsere persönlichen Probleme weniger schwerwiegend waren als sie es sonst hätten sein können.

Im Mai 1968 qualifizierte ich mich zum Arzt. Aber bevor ich auf die Menschheit losgelassen werden durfte, mußte ich eine einjährige Assistenzzeit absolvieren. Diese war in zwei Hälften unterteilt: sechs Monate Chirurgie und sechs Monate Innere Medizin. Meine erste Anstellung war die eines Assistenzchirurgen in der neurochirurgischen Abteilung. Dies war eine anspruchsvolle Stellung, die großes Geschick erforderte, und die verlangte, daß ich ein vertieftes und praktisches Wissen der Neurologie und der Neuroanatomie erwarb. Ich mußte mich völlig in die Welt der Gehirnchirurgie und die des Neurologen versenken. Es ist nicht schwierig, sich vorzustellen, wie gemischt meine Gefühle waren; in meinem Kopf rangen Neugier und Sorge miteinander.

Ich merkte, daß ich der MS nicht entrinnen konnte. Es gehörte auch zu meinen Pflichten, im Wechsel mit dem Assistenzarzt der neurologischen Abteilung die Nacht- und Wochenenddienste zu versehen. Dadurch kam ich regelmäßig in Kontakt mit MS-Patienten und war manchmal für deren Betreuung verantwortlich. Diese unglücklichen Menschen waren oft schwerbehindert und paßten ziemlich genau zu den erschreckenden Beschreibungen, die ich als Student in den Lehrbüchern gelesen hatte. Teil meiner Arbeit war es, dem Neurochirurgen im Operationssaal zu assistieren, aber das vermied ich, soweit ich konnte. Es bedeutete, über lange Zeit still zu stehen, und das konnte ich nicht. Manches Mal wurde ich ermahnt, weil ich mich schwerfällig aufstützte, mich unstet hin- und herbewegte und ruhelos war. Den Kollegen zu erzählen, daß ich MS haben könnte, erschien mir dumm, denn ich war sicher, daß sie mir nicht glauben würden. Außerdem wollte ich beweisen, daß ich gesund und normal war.

Obwohl ich erschöpft, gelegentlich deprimiert und oft unausgeschlafen war, gelang es mir, mich nach außen hin akzeptabel zu präsentieren und mich in jener ‹scherzhaften› und oberflächlichen Art zu verhalten, die scheinbar von Leuten erwartet wird, die in der Welt der Gratwanderung zwischen Leben und Tod arbeiten. Bei dieser Arbeit lernte ich vieles, wofür ich dankbar bin. Wie schwierig es beispielsweise ist, als Arzt die Wahrheit zu sagen, den Leidenden zu begegnen und Entscheidungen über Menschenleben zu treffen – besonders, wenn ich eigentlich nur schlafen wollte. Am Ende dieser Zeit war ich fähig, Löcher in Schädel zu bohren, die medizinische Versorgung eines Unfallopfers morgens um drei Uhr zu koordinieren und die Schwestern bei der Betreuung eines Kindes zu unterstützen, das an einem Hirntumor starb. Ich war mit der harten Seite des Lebens in Berührung gekommen, so daß meine eigenen Sorgen über MS unwesentlich erschienen. Wie hätte ich denn an meine eigene Gesundheit denken können, wenn ich am Morgen einem jungen Paar mitzuteilen hatte, daß ihre vierjährige Tochter durch einen Unfall einen Hirnschaden erlitten hatte und es zweifelhaft wäre, ob sie überleben würde? Man war versucht, so wenig Zeit wie möglich mit solchen Menschen zu verbringen, um den Schmerz und das Mitgefühl angesichts des Kummers und des Schicksalsschlages zu vermeiden. Ich begann, meinen eigenen Neurologen in einem anderen Licht zu sehen.

Als Penny ihr Examen gemacht hatte, zogen wir nach Winchester, wo ich als Unfallarzt zu arbeiten begann. Ich war erst sechs Wochen lang tätig, als ich bemerkte, daß meine rechte Hand taub war. Innerhalb von zwei Tagen konnte ich meinen rechten Arm, der ungeschickt und unbeholfen geworden war, nicht mehr benutzen. Da meine Schrift unleserlich geworden war, übernahmen die Schwestern der Unfallstation das Schreiben für mich. Schnitte und Wunden konnte ich nicht nähen, so daß ich die Schwestern bat, mir bei diesen und anderen chirurgischen Maßnahmen zu helfen. Wir alle wußten, daß etwas nicht stimmte, aber niemand wollte es zugeben. Ich fühlte mich als Dummkopf und nahm besonders bewußt wahr, daß einige Leute vorzutäuschen versuchten, daß nichts Ungewöhnliches geschehen war. Wurde ich anders behandelt? Mieden mich die Leute? Ich fühlte mich als Außenseiter, aber schließlich überredete mich ein Kollege, einen anderen Neurologen aufzusuchen.

Dr. Graveson sagte mir ohne Umschweife, daß ich Multiple Sklerose habe, und daß ich ihn eher hätte aufsuchen sollen. Die klare Diagnose war eine Erleichterung, und ich war dankbar für die offene Vorgehensweise dieses Mannes. Ich fühlte, daß eine Last von mir abfiel, aber ein Teil von mir wollte immer noch nicht glauben, daß ich wirklich MS hatte. Bei einer weiteren Konsultation bei meinem neuen Neurologen hatte ich Gelegenheit, über meine Zukunft zu sprechen. Er sagte, daß die Perspektive ungewiß sei, daß ich aber mit fortschreitender Behinderung zu rechnen hätte und dies bei meinen weiteren Plänen berücksichtigen solle. Er fragte, ob ich erwogen hätte, in ein weniger anstrengendes Fachgebiet wie Radiologie oder gewisse Teilbereiche der Pathologie einzusteigen. Ich konnte mir nichts Schlimmeres vorstellen, denn ich hatte immer gehofft, mich als Psychiater fortzubilden, wenn ich einmal mehr medizinische Erfahrung gesammelt hätte.

Mit der Unterstützung älterer Kollegen begann ich nach einigen Monaten mit meiner neuen psychiatrischen Ausbildung. Die nächsten Jahre waren nicht leicht, und da meine MS äußerlich nicht erkennbar war, setzte ich meinen Versuch fort, anderen das Bild eines körperlich gesunden Menschen zu vermitteln. Ich hatte Schuldgefühle wegen der Krankheit und schämte mich, sie anderen Menschen gegenüber zu erwähnen. Meine Familie zog es scheinbar vor, sie soweit wie möglich zu verharmlosen oder zu leugnen, genauso wie ich. Während der nächsten Jahre bekam ich weitere MS-Schübe. Eine Neuritis optica befiel mein rechtes Auge und trat wieder in meinem linken Auge auf, so daß sich mein Sehvermögen weiter verschlechterte. Ich erlebte Phasen des Schwindels begleitet von Nystagmus (rasche Bewegung der Augen von einer Seite zur anderen), und wenn ich sehr erschöpft war, bemerkte ich einen dumpfen Schmerz in beiden Augen, eine Taubheit in der rechten Hand und ein Gefühl der Schwere im linken Bein.

Gegen Ende meiner Ausbildung als Psychiater, etwa drei Jahre nach Bestätigung der Diagnose, unterzog ich mich einer Selbstanalyse. Das geschah in der Absicht, mich selbst besser zu verstehen und zu akzeptieren, um meine Fähigkeiten als Psychotherapeut zu verbessern. Diese Erfahrung befähigte mich, die mit meiner MS verbundenen ungesunden Schuldgefühle (war ich krank, weil ich schlecht war?) aufzuarbeiten und ich lernte, die religiöse Konditionierung, die meinen emotionalen Werdegang und die Entwicklung meiner Persönlichkeit beeinflußt hatte, viel besser zu verstehen. Ich wurde fähig, Teile in mir, die ich versteckt oder gefürchtet hatte, anzusehen und mich selbst stärker als eigenständiges, wertvolles Individuum zu akzeptieren. Meine Analytikerin, Dr. Lotte Rosenberg, starb nur sechzehn Monate nach Beginn unserer gemeinsamen Arbeit. Für mich bleibt sie eine Bereicherung, und ich werde ihr immer dafür dankbar sein, daß sie mich von Selbstzweifeln, Schuldgefühlen, Ängsten und vielen Vorurteilen befreit hat. Sie half mir auch, mit Liebe und Selbstvertrauen zu leben. Ihr Tod führte in Verbindung mit der Verschlechterung meiner MS zu einer schweren Depression. In meiner Verzweiflung plünderte ich die Krankenhausapotheke und versorgte mich selbst mit Antidepressiva – in dieser Phase schien ich unfähig zu sein, meine Sorgen jemandem mitzuteilen. Penny arbeitete eifrig als Praktikantin der Allgemeinmedizin, und sie empfand meine MS als deprimierend. Wir saßen beide in demselben Boot, und es war nicht leicht, einander zu helfen. Die Antidepressiva halfen ein wenig, aber der Teufelskreis wurde schließlich durch Gespräche mit einer Kollegin durchbrochen, was mich in die Lage versetzte, zurecht zu kommen. Maria hatte Probleme mit ihrem

Mann und ihren Kindern und war ebenfalls depressiv. Wir waren fähig, uns als gleichberechtigte, gewöhnliche Menschen zu begegnen und nicht als zwei Psychiater, die wir ja waren. Keiner von uns war dem anderen über- oder unterlegen. Wir teilten uns unsere Sorgen mit und hörten einander mit Anteilnahme und Achtung zu.

Maria akzeptierte meine Ängste und meine traurigen, ärgerlichen und wirren Gefühle. Sie half mir zu verstehen, daß diese Gefühle natürlich und realistisch waren. Durch das Gespräch mit ihr begriff ich, daß ich anomal gewesen wäre, wenn ich durch den realen Verlust meiner Gesundheit und die Bedrohung meiner Sicherheit emotional nicht aus der Fassung geraten wäre. Danach war ich fähig, meine Gefühle offen zum Ausdruck zu bringen, meine MS zuzugeben und realistische Entscheidungen für meine Zukunft zu treffen. Erstmals hatte ich das Gefühl, verstanden zu werden; ich war von einem anderen Menschen beraten worden, der zufällig eine Ärztin war.

Als ich die Entscheidung getroffen hatte, die MS zuzulassen und die Krankheit als einen realen Teil von mir akzeptiert hatte, ob ich sie nun mochte oder nicht, trat ich der MS-Gesellschaft bei. Meine eigene Depression war überwunden und hatte dem Bedürfnis Platz gemacht, anderen Menschen, die die gleichen Schwierigkeiten mit der Annahme der Krankheit hatten oder die im Zusammenhang mit der MS andere emotionale- oder Beziehungsprobleme hatten, zu helfen. Auch wollte ich anderen Ärzten, von denen viele die psychologische Seite der Multiplen Sklerose zu ignoriern schienen, erklären, was ich gelernt hatte. Gleichzeitig wollte ich mir selbst helfen, indem ich etwas Positives aus meiner eigenen Krankheit machte: ich wollte Blech in Gold verwandeln.

Dieses Buch ist ein Bericht über meine persönlichen Erfahrungen in der Welt der MS und reflektiert das, was ich auf meiner ‹Reise› gesehen, gehört und entdeckt habe. Es war ein Abenteuer mit all den Gefahren, Härten und Überraschungen, die jedes Betreten von Neuland mit sich bringt. Wenn ich danach suchte, konnte ich bis jetzt auch einen Sinn in der Krankheit sowie neue Einsichten und Werte entdekken. Von dem, was ich entdeckt habe, hoffe ich, daß es anderen Menschen, die wie ich eine Zeit in dieser geheimnisvollen, oft erschreckenden Welt verbringen müssen, helfen wird. Ich hoffe auch, daß dieses Buch dazu beitragen wird, allen Menschen, die haupt- oder ehrenamtlich versuchen, uns zu verstehen und uns zu helfen, die Multiple Sklerose zu verdeutlichen.

1. Die Krankheit

Ich hatte gerade den Grabstein für das Grab meines Vaters bestellt und verließ zusammen mit meiner Mutter den Hof des Steinmetzes. Der Steinmetz war besonders hilfsbereit gewesen und sah uns nun sein Grundstück verlassen. Als wir uns gerade verabschiedeten und uns für seine Hilfe bedankten, bat er mich, noch ein wenig zu bleiben. Mit einer verschwörerischen Stimme erkundigte er sich: «Ich sehe, daß Sie hinken und mit einem Stock laufen; könnten Sie mir sagen, welches spezielle Problem Sie haben?» Ich fand nichts Schlechtes an seinem Interesse und erzählte ihm, daß ich Multiple Sklerose hätte. Er blickte gedankenvoll vor sich hin und sagte dann, «Oh, es tut mir leid, das zu hören. Ist es etwas, woran Sie wahrscheinlich bald sterben werden?»

Ich war ziemlich sprachlos über diese Frage, was ungewöhnlich ist, wie jeder bestätigen wird, der mich kennt. Seine Direktheit und die Folgerung, daß MS zu meinem Tod führen könnte, überraschten mich. Ich hoffe, daß ich meine momentane Bestürzung über die Frage, die ich irgendwie als taktlos empfand, zumal sie von einem Steinmetz gestellt wurde, überspielte. In den wenigen Sekunden der Stille zwischen seiner Frage und meiner Antwort gingen mir viele Bilder und Gedanken durch den Kopf, auch die, wie viele Kunden er wohl von unserer Familie zu bekommen erwartete! Schließlich antwortete ich: «In meinem Fall dauert die MS schon fast zwanzig Jahre lang, und ich bin relativ wenig behindert. Ich hoffe, noch lange Zeit zu leben.» Trotzdem hat das ganze Erlebnis mich sicherlich erschüttert. Was meine MS betrifft, so denke ich normalerweise nicht in der Kategorie ‹Tod›, aber diese möglicherweise unschuldige Frage gab mir wieder zu denken.

Das Bild der MS

Mit Sicherheit wird die MS zu negativ gesehen. Wenn du Leuten gegenüber das Thema erstmals erwähnst, denken sie oft das Schlimmste. Viele sind verlegen und wissen nicht, was sie sagen sollen. Andere sind extrem mitfühlend und gehen in ihrer Sorge um deine Zukunft schon fast zu weit. Für die Leute hat MS eine unheilvolle Bedeutung, weil sie meist nur die schlimmsten Fälle in ihrer Umgebung kennen, und auch nur die schlimmsten Fälle werden von praktischen Ärzten und Krankenhausärzten behandelt. Dieses negative und schlimme Bild der MS ist aber nur ein Teil der Wahrheit.

Ohne Zweifel haben einige von der Krankheit Betroffene einen rasant fortschreitenden Verlauf und sind innerhalb kurzer Zeit, manchmal in weniger als fünf Jahren, ernsthaft behindert und können sogar sterben. Aber das ist die Minderheit, und es ist wichtig zu wissen, daß die meisten MS-Betroffenen ein normales Leben führen und vielleicht niemals einen Rollstuhl benutzen müssen. Viele Betroffene haben eine hohe Lebenserwartung und sind nur wenig behindert, selbst im hohen Alter.

MS – Die erste Beschreibung

Was ist nun genaugenommen MS? Wann wurde sie erstmals entdeckt? Welche Ursache hat sie, und wie sind diejenigen, die daran leiden, beeinträchtigt?

Ich bin kein Neurologe oder Pathologe. Ich bin jemand, der seit langer Zeit mit MS lebt; außerdem bin ich Arzt und arbeite als Psychiater. Daher werde ich keine einzelnen medizinischen Informationen über MS geben, sondern werde die Krankheit auf eine Art betrachten, die hoffentlich hilfreich ist für viele MS-Betroffene, ihre Freunde und Verwandten, die mit einer Krankheit leben müssen, welche in ihrer Vielfältigkeit oft undurchschaubar ist.

MS ist als Krankheit erst vor gut hundert Jahren erkannt worden. Im Jahre 1868 brachte der französische Neurologe Charcot erstmals Symptome, die einige seiner Patienten gezeigt hatten, mit bestimmten Schäden an Gehirn und Rückenmark in Verbindung, welche man nach dem Tod der Patienten gefunden hatte. Charcots Patienten waren von der Krankheit schwer betroffen, und die Krankheitszeichen, die er zunächst bei ihnen beobachtete, waren ‹Intentionstremor›, ‹skandierende Sprache› und der medizinische Zustand, den man ‹Nystagmus› nennt.

In der Umgangssprache bedeutet ‹Intentionstremor›, daß jemand Schwierigkeiten mit der Kontrolle seiner Bewegungen hat, wenn er eine gerichtete Bewegung auszuführen versucht. Neurologen bitten ihre Patienten oft, zu versuchen, seine oder ihre Nase zu berühren; Menschen mit einem Intentionstremor bemerken dann, daß ihre Hand zunehmend zu wackeln und sich ungeschickt zu bewegen beginnt, je weiter sie sich der Nase nähert. Dieselbe Bewegung ist nötig, um eine Tasse

Tee zu trinken oder ein Streichholz anzuzünden, und tatsächlich kann jemand mit einem Intentionstremor recht schwer behindert sein.

Das zweite von Charcots Symptomen, die ‹skandierende Sprache›, kann ein Merkmal der MS sein, wenn ein Mensch schwer behindert ist. Die Sprache ist in der Art betroffen, daß die Person in einer ruckartigen Weise, ähnlich wie eine Roboterfigur, spricht. Der Grund dafür ist, daß die Zunge und andere Muskeln in der gleichen Art beeinträchtigt sind, die zu einem Verlust der Kontrolle über Arme und Beine bei einem Intentionstremor führt.

Charcots drittes Symptom, der ‹Nystagmus›, ist eine rasch wechselnde Bewegung der Augen, die oft auftritt, wenn jemand von einer Seite zur anderen schaut.

Diese drei Abweichungen der Muskelkoordination treten manchmal auf, wenn die Schädigung den Teil des Gehirns betrifft, der die Feinkoordination steuert. Charcot entdeckte, daß sie in Verbindung mit ‹sclerotic plaques› (verhärteten Herden, Anm. d. Übers.) oder Narben in bestimmten Bereichen des zentralen Nervensystems auftreten, und er beschrieb die Krankheit als ‹sclerose en plaques›. Im Englischen wurde sie als ‹disseminated sclerosis› bekannt, und dieser Name bestand viele Jahre lang, bis die Krankheit nach internationaler Übereinkunft Multiple Sklerose genannt wurde. Viele Menschen meinen, daß ‹disseminated sclerosis› etwas anderes ist als Multiple Sklerose, das ist aber nicht der Fall.

Die Ursache der Symptome

Die ‹Narben› in Gehirn und Rückenmark, die Charcot als Ursache für die Symptome seiner Patienten entdeckte, und ähnliche Narben sind der Grund für die verschiedenen Symptome, die bei MS auftreten. Die Narben oder verhärteten Herde bilden sich im Anschluß an eine Entzündung um bestimmte Nervenfasern herum und sind mit einem Verlust der ‹Myelinscheide› verbunden. Die Myelinscheide, die jede Nervenfaser umgibt, ist wie eine Isolationsschicht, bei deren Verlust Nervenimpulse verlangsamt oder gar nicht entlang der Faser weitergeleitet werden können (Abb. 1).

Wenn die Nerven nicht oder nur schlecht funktionieren, kommen Botschaften aus den sensorischen Gebieten der Haut, den Augen oder anderen Körperteilen wie den Gelenken nicht an. Das verursacht Symptome wie Taubheit, Verlust des Lageempfindungsvermögens oder Sehschwierigkeiten. Wenn diejenigen Nerven betroffen sind, die die

Botschaften vom Gehirn zu den Muskeln leiten, können Schwäche und Ungeschicklichkeit auftreten. Dies kann zu folgenden MS-Symptomen führen: Gehstörungen, Schwäche der Arme, Probleme bei der gleichzeitigen Bewegung der Augen (Ursache für Doppelbilder) oder verminderte Koordination der Zunge. Manchmal tritt die Entzündung mit anschließender Vernarbung in dem Teil des Gehirns auf, der für die allgemeine Koordination des Nervensystems verantwortlich ist, dem sogenannten ‹Cerebellum›. Wenn das geschieht, wird die betroffene Person Probleme mit dem Gleichgewicht und mit der Kontrolle der Bewegungen haben. Ebenso kann auch ein Tremor auftreten.

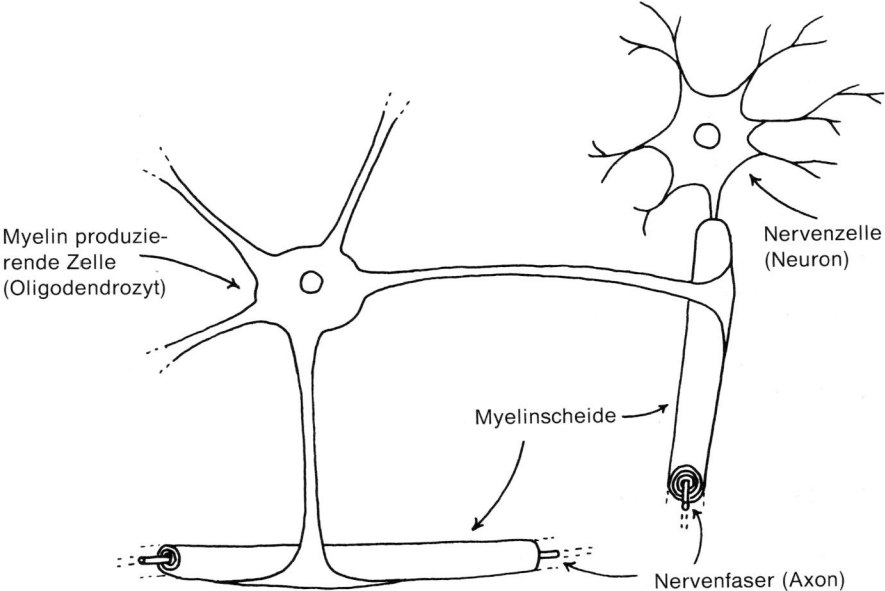

Myelin produzierende Zelle (Oligodendrozyt)

Nervenzelle (Neuron)

Myelinscheide

Nervenfaser (Axon)

Abb. 1: Myelinscheide, die die Nervenfaser umgibt (nicht maßstabsgetreu)

Wenn Verhärtungsherde im Gehirn oder Rückenmark auftreten, können sich möglicherweise Symptome entwickeln; aber das ist nicht unvermeidlich. Manchmal zeigt ein Mensch nur sehr wenige Symptome; trotzdem können nach seinem Tod (eingetreten aus welchem Grund auch immer) viele Entmarkungen und Sklerosen gefunden werden, die offensichtlich kaum zu der Ausbildung von Symptomen geführt haben. Andererseits können auch wenige Narben an wichtigen Stellen des Gehirns oder Rückenmarks ernstliche Behinderung verursachen.

Das charakteristische Bild der MS ist die Schädigung durch Entmarkung, die an *verschiedenen Stellen* des zentralen Nervensystems und zu *verschiedenen Zeiten* auftritt, und dies ist die Basis für die klinische Diagnose der Krankheit (s. Kapitel 4).

Wer bekommt MS und warum?

Warum bekommen einige Menschen MS und andere nicht? Das ist eine interessante Frage, und obwohl wir einige der Antworten kennen, ist das Bild bislang noch nicht vollständig. In Großbritannien betrifft die Krankheit etwa sechzig von hunderttausend Menschen, obwohl es regionale Unterschiede gibt, insbesondere zwischen dem Norden und dem Süden des Landes. Eine neuere Erhebung ergab, daß einer von neunhundert Einwohnern entweder mit dem Verdacht auf eine MS oder mit einer festgestellten MS lebt, und sicherlich gibt es in Großbritannien mehr als fünfzigtausend Menschen, die an dieser Krankheit leiden.

Für Bewohner der Orkney- und Shetland-Inseln Schottlands ist das Risiko, an MS zu erkranken, verglichen mit Menschen in anderen Teilen der Welt, sehr hoch. Auch in den übrigen Gebieten Schottlands, in Irland und in einigen Teilen Nordenglands besteht ein erhöhtes Risiko. Möglicherweise hängt dies mit genetischen Faktoren, bedingt durch die Invasion der Wikinger, zusammen. Das kann aber nicht der einzige Grund sein, denn ein erhöhtes Risiko besteht nicht in allen Ländern, deren Bewohner von den Wikingern oder Skandinaviern abstammen; beispielsweise haben die Bewohner der Faröer-Inseln oder Islands kein erhöhtes Risiko.

Andererseits ist MS selten bei den Chinesen und Japanern, und gänzlich unbekannt ist sie bei den reinrassigen Bantus, bei den Eskimos und den eingeborenen amerikanischen Indianern.

Es gibt auch einen Unterschied in der MS-Betroffenheit der Geschlechter, wir wissen nämlich, daß Frauen häufiger MS bekommen als Männer, das Verhältnis liegt bei drei zu zwei. Wir wissen auch, daß MS etwas häufiger bei nahen Verwandten auftritt. Für jemanden, dessen Vater, Mutter, Bruder oder Schwester MS hat, besteht eine leicht erhöhte Möglichkeit, die Krankheit zu bekommen, obwohl es immer noch unwahrscheinlich ist. Bei MS-Betroffenen lassen sich oft dieselben ‹Gewebstypen› finden. Dadurch wird die Bedeutung der Gene weiter unterstützt, und ich werde später nochmals darauf zurückkommen.

Das bedeutet aber nicht, daß MS eine Erbkrankheit ist, denn das ist sie mit Sicherheit nicht. Verwandte, die die Krankheit bekommen, waren möglicherweise denselben besonderen prädisponierenden Faktoren für MS ausgesetzt. Das könnte ein Erlebnis, welches sie mit ihrer Umgebung gemeinsam hatten (möglicherweise eine Infektion) oder eine Art von angeborener Veranlagung sein. Wahrscheinlich spielen diese beiden Faktoren eine Rolle bei der Entstehung von MS (s. Abb. 2).

Es ist eine interessante Feststellung, daß bei eineiigen Zwillingen, von denen einer MS hat, für den anderen mit genau demselben genetischen Potential keine besondere Wahrscheinlichkeit besteht, die Krankheit auch zu bekommen. Aber für sie oder ihn besteht ein größeres

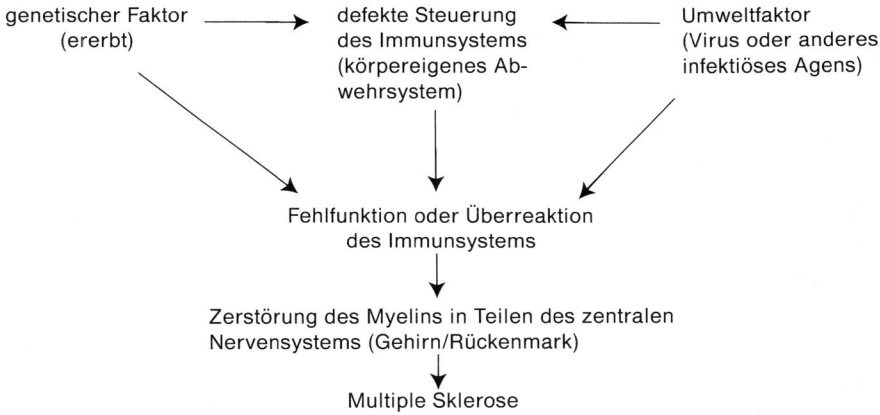

Abb. 2: Mögliche Kette von Faktoren, die zu MS führen

Risiko als für eine(n) gewöhnliche(n) Schwester oder Bruder einer betroffenen Person. Das verdeutlicht, daß der genetische Faktor nur ein Teil der Ursache ist, und daß ein anderer Teil möglicherweise in den Faktoren liegt, denen Familien, die in derselben Umgebung leben, gemeinsam ausgesetzt sind.

Eine amerikanische Untersuchung der frühen Kindheit von eineiigen Zwillingen, von denen einer MS hatte, ergab, daß der kranke Zwilling in der Kindheit häufiger Infektionen durchgemacht hatte als der Zwilling ohne MS. Eine Untersuchung allein kann aber nicht als endgültig gelten, sondern muß durch andere Studien bestätigt werden. Aber dieses Ergebnis ist ein weiterer Hinweis darauf, daß ein Umweltfaktor bei der Entstehung von MS eine Rolle spielt.

Ich kenne zwei eineiige Zwillingsschwestern, von denen eine, Julie, MS hat. Julie und Janet sind heute beide verheiratet und leben an verschiedenen Orten, aber als Kinder wurden sie natürlich gemeinsam großgezogen. Als sie etwa dreieinhalb Jahre alt war, bekam Julie ein unerklärliches Fieber, und in den nächsten Jahren ihres Lebens hatte sie mehr Probleme mit Infektionskrankheiten als ihre eineiige Zwillingsschwester. Man ist versucht anzunehmen, daß das Fieber, das Julie als Kind bekam, der Grund für das spätere Auftreten der MS sein könnte. Janet bekam das Fieber nicht und auch nicht so viele Infektionen als Kleinkind und Kind.

Es muß betont werden, daß es, unabhängig von der Art des Umweltfaktors, keinen Grund zu der Annahme gibt, daß MS, wenn sie aufgetreten ist, eine infektiöse oder ansteckende Krankheit ist. Allen Leuten kann versichert werden, daß sie keine MS von einem MS-Betroffenen bekommen können. Mit anderen Worten, MS wird nicht in der Art übertragen wie eine Erkältung, ein Schnupfen oder die Windpocken.

MS tritt meist um das dreißigste Lebensjahr herum auf. Je weiter das Alter über oder unter Dreißig liegt, um so geringer wird die Wahrscheinlichkeit des Auftretens. So hat sich herausgestellt, daß ein großer Teil der Menschen, bei denen sich die MS erstmals zeigt, zwischen zwanzig und vierzig Jahren ist, obwohl es immer noch einige Betroffene gibt, die die Krankheit zu einem früheren oder späteren Zeitpunkt bekommen.

Was aber ist nun die Ursache der MS? Es muß geradeheraus gesagt werden, daß das im Moment noch niemand wirklich weiß. Natürlich gibt es viele Theorien und die Ergebnisse langjähriger Forschung, die uns eine Vorstellung von möglichen Faktoren geben, die bei der Entstehung von MS eine Rolle spielen könnten. Hier seien vor allem die Hinweise genannt, die man durch Untersuchungen in verschiedenen Bevölkerungsgruppen erhalten hat. MS tritt häufiger in bestimmten Gebieten und in bestimmten Bevölkerungsgruppen auf als in anderen. Wie bereits gesagt, sind besonders die Einwohner der nordeuropäischen Länder mit einem höheren Risiko für die Krankheit behaftet als Menschen, die woanders leben. Dieses erhöhte Risiko trifft auch die Menschen in solchen Ländern, in denen der Großteil der Bevölkerung aus Nordeuropa eingewandert ist, so wie Kanada, Neuseeland und Australien.

Die Verbreitung von MS ist in England viel größer als in Südafrika. Untersuchungen haben gezeigt, daß jemand, der vor dem fünfzehnten Lebensjahr von England nach Südafrika auswandert, weniger wahrscheinlich MS bekommt, als wenn er in England geblieben wäre. Wenn andererseits jemand nach dem fünfzehnten Lebensjahr auswandert, haftet ihm dasselbe erhöhte Risiko für das Auftreten von MS an, als wenn er in England geblieben wäre. Diese Untersuchung zeigt wieder, daß es bei der MS sowohl einen Umweltfaktor als auch einen genetischen Faktor gibt. Mit anderen Worten, vor dem fünfzehnten Lebensjahr muß den Menschen etwas zustoßen, das darüber entscheidet, ob sie mit einem erhöhten Krankheitsrisiko behaftet sind oder nicht. Weitere Studien dieser Art werden, wenn eine ausreichend große Gruppe untersucht werden kann, auch bei Einwanderern in andere Länder durchgeführt. Eines dieser Länder ist Großbritannien, denn dort hat es über Generationen eine große Zahl von Einwanderern aus vielen verschiedenen Ländern des Commonwealth gegeben.

Die Forschung hat sich mit den genetischen Aspekten der MS beschäftigt. Ich habe bereits die Tatsache angesprochen, daß MS bei nahen Verwandten etwas häufiger auftritt als bei Leuten, die nicht miteinander verwandt sind. Man hat entdeckt, daß wir Menschen, genauso wie wir bestimmte Blutgruppen haben, auch bestimmte ‹Gewebstypen› haben. Interessant ist, daß MS-Betroffene mit größerer Wahrscheinlichkeit denselben Gewebstyp haben als Menschen ohne MS. Man glaubt, daß diese Gewebstypen mit einem der genetischen Faktoren bei MS in Verbindung stehen, und daß sie einen Bezug zu dem körpereigenen Abwehrsystem gegen Infektionen, dem ‹Immunsystem›, haben.

Alles das sind wissenschaftliche Tatsachen, aber ich möchte gerne etwas weiter gehen. Offensichtlich leiden MS-Betroffene weniger häufig an Hepatitis, den meisten Krebsarten und Leukämie. Die Erforschung der genetischen Faktoren bei MS hat eine mögliche Erklärung dafür angeboten. Vor langer Zeit, als die Menschen auf dieser Erde noch sehr primitiv lebten, könnte der genetische Faktor, der jetzt prädisponierend für MS ist, eine nützliche Funktion gehabt haben. Er könnte vor den fatalen Infektionen wie Hepatitis oder Septikämie (Blutvergiftung, Anm. d. Übers.) geschützt haben, den häufigsten Todesursachen für den Steinzeitmenschen, der selten älter als fünfundzwanzig Jahre wurde.

Wenn das wahr ist, bedeutet das vielleicht, daß meine Vorfahren wegen ihres besonderen genetischen Potentials überlebt haben, so daß sie volle fünfundzwanzig Jahre lang leben konnten? Aber für mich als Menschen des zwanzigsten Jahrhunderts hat derselbe genetische Faktor keine nützliche Funktion mehr, weil es unwahrscheinlich ist, daß ich an denselben Krankheiten sterbe wie meine Steinzeitahnen. Tatsächlich führt er bei mir aber zu Problemen, da ich eine viel höhere Lebenserwartung habe als fünfundzwanzig Jahre!

Mit Sicherheit arbeitet bei MS das körpereigene Abwehrsystem nicht normal. Es gibt Hinweise darauf, daß eine bestimmte Gruppe der weißen Blutkörperchen, die Lymphozyten, die für die Steuerung der Immunantwort verantwortlich sind, nicht richtig funktionieren oder in geringerer Anzahl vorhanden sind als sie es sein sollten. Wenn das körpereigene Abwehrsystem aktiv werden muß, um einen eindringenden Fremdkörper, z.B. ein Virus, zu bekämpfen, beendet es möglicherweise seine Aktivität nicht zum gegebenen Zeitpunkt, sondern arbeitet weiter und verursacht so Schäden im Nervensystem.

Infektion

Ein infektiöses Agens wird für einen der möglichen Gründe des Umwelteinflusses, den ich bereits erwähnt habe, gehalten, und hier stehen verschiedene Viren in Verdacht. Insbesondere das Masernvirus, das Herpesvirus und Hundestaupeviren werden als Möglichkeiten diskutiert. Ein anderer Gedanke, der in Betracht gezogen wurde, ist derjenige, daß das ‹Scrapie-Agens› eine Rolle bei der Entwicklung der MS spielen könnte. Scrapie ist ein virusartiger Organismus, der bei Schafen auftritt. Interessanterweise bekamen Tierärzte, die Swayback, eine MS-ähnliche Schafkrankheit, untersuchten, einige Jahre später MS. Aber als Ursache von Swayback stellte sich inzwischen ein Kupfermangel heraus.

Jedenfalls tendiert die gegenwärtige Meinung zu der Ansicht, daß MS mit einem bislang nicht identifizierten, in der Kindheit erworbenen Virus vom verzögerten Reaktionstyp in Verbindung steht. Eine andere Möglichkeit ist die, daß das Krankheitsagens ein ‹Keim› ist, der sich vollkommen von normalen Viren oder Bakterien unterscheidet. Es ist bekannt, daß solche Keime für die seltenen Kuru- und Jakob-Creutzfeldt-Krankheiten verantwortlich sind, die beide durch fortschreitende neurologische Symptome und den Verlust intellektueller Fähigkeiten gekennzeichnet sind.

Manchmal erscheinen Berichte, in denen behauptet wird, daß durch die mikroskopische Untersuchung des Gewebes MS-betroffener Personen bestimmte Viren identifiziert worden seien. Diese Berichte konnten aber nicht weiter bestätigt werden, und momentan gibt es keinen klaren Hinweis darauf, daß ein bestimmtes Virus eine Rolle bei MS spielt. Es ist denkbar, daß MS-Betroffene für mehr als einen Virustyp oder sogar für eine Kombination von Viren empfänglich sind. Weil die genetischen Faktoren vielleicht einen Defekt im Immunsystem verursachen, können Viren entweder länger als üblich im Körper verweilen, oder aber der Versuch, den Körper von ihnen zu befreien, schädigt das Nervengewebe. Diesen letzteren Wirkmechanismus nennt man ‹Autoimmunreaktion›; sie ist auch für andere Krankheiten außer MS charakteristisch.

Die gegenwärtige Forschung

MS ist eine sehr komplizierte Erkrankung, und die Forschung wird deshalb auf breiter Basis betrieben. Einige Wissenschaftler erforschen die Wirkung von Viren auf Hirngewebe; andere untersuchen verschiedene Bevölkerungsgruppen, um herauszufinden, was MS-Betroffenen gemeinsam ist, und was sie von anderen Menschen, die die Krankheit nicht bekommen, unterscheidet.

Andere Forscher versuchen, die Methoden zur Diagnosefindung zu verbessern, und kürzlich ist auf diesem Gebiet ein gutes Ergebnis erzielt worden. Es gibt jetzt die Kernspintomographie (NMR), die recht sicher und leicht auch relativ kleine Entmarkungsherde im Gehirn von MS-Betroffenen sichtbar macht.

Einige Wissenschaftler testen unter kontrollierten Bedingungen neue Medikamente und Behandlungsmethoden. So wird der Wert von vielfach ungesättigten Fettsäuren wie Sonnenblumenöl immer noch untersucht. Medikamente, die möglicherweise antiviral oder immunsupressiv wirken, werden getestet. Der Streit um die ‹Hyperbare Oxygenation› (Sauerstoffüberdrucktherapie, Anm. d. Übers.) wurde unter streng wissenschaftlichen Bedingungen geklärt, um so herauszufinden, welchen Wert sie tatsächlich hat. Exakte wissenschaftliche Arbeit ist notwendig, wenn wir uns ein objektives Bild darüber verschaffen wollen, was mögliche Therapien wirklich bewirken, anstatt uns auf Vorurteile, Wunschvorstellungen oder geldgierige Scharlatane zu verlassen!

Ein besonders wichtiges Forschungsgebiet ist die Immunologie, weil sie heutzutage für einen der Schlüssel zu der MS-Ursache gehalten wird. Die MS-Gesellschaften unterstützen finanziell einen Großteil der Forschung, die sich mit dieser Krankheit beschäftigt. Die Gesellschaften haben Zugang zu den Einzelheiten der Forschungsprojekte, die Zuwendungen erhalten. Sie veröffentlichen Zeitschriften und Rundschreiben, die in der Umgangssprache Einzelheiten der Forschungsergebnisse vermitteln und den MS-Betroffenen nützliche Ratschläge geben.

MS kann verschiedene Menschen auf so unterschiedliche Weise betreffen, daß man manchmal nur schwer glauben kann, daß es sich um
ein und dieselbe Krankheit handelt. Tatsächlich glauben einige Leute,
daß MS ein Sammelbegriff für verschiedene Krankheiten ist, die zwar
alle das Nervensystem auf eine ähnliche Art schädigen, für die es aber
unterschiedliche Ursachen gibt. Ein Punkt, der in diese Richtung weist,
ist die Erkenntnis, daß eine Person, die ‹Neuritis optica› (gekennzeichnet durch verschwommenes Sehen und Schmerzen in einem Auge) als
erstes MS-Symptom im Frühling oder Sommer bekommt, auf lange
Sicht einen günstigeren Verlauf zu erwarten hat als eine andere, die
dasselbe Erstsymtpom im Herbst oder Winter bekommt. Hierbei handelt es sich nur um ein vorläufiges Ergebnis, und dieser Aspekt muß
noch weitergehend untersucht werden. Es scheint aber einiges dafür zu
sprechen, daß in beiden Fällen unterschiedliche infektiöse oder allergi-
sche Faktoren eine Rolle spielen.

Die Abbildung 2 zeigt verschiedene Faktoren, die bei der Entstehung
der MS eine Rolle spielen können.

Ich möchte die Faktoren, die die MS bedingen können, mit einem
Geldspielautomaten vergleichen. Der Spieler wird erst dann den
‹Hauptgewinn› erzielen (die Krankheit bekommen), wenn bei der Benutzung des Automaten eine bestimmte Symbolfolge erscheint, beispielsweise drei Asse nebeneinander. Bei MS könnte ein As den genetischen Faktor, ein anderes As das infektiöse Agens, und das dritte As
einen anderen, unbekannten Faktor, der möglicherweise mit dem Immunsystem zusammenhängt, repräsentieren. Wenn jemand die genetische Disposition, nicht aber die beiden anderen Faktoren aufweist,
wird er keine MS bekommen. Genauso wird jemand, der das infektiöse
Agens, z.B. ein Virus, aber nicht die beiden anderen Faktoren aufweist,
auch noch keine MS bekommen. Aber wenn jemand ausreichendes
Pech, d.h. alle drei Asse hat, dann wird er MS bekommen – ein sehr
negativer Hauptgewinn!

2. Die Symptome

MS ist eine komplizierte Erkrankung, es gibt nicht zwei Menschen, die exakt dieselben Symptome haben. Die Krankheit kann die Menschen auf sehr viele Arten beeinträchtigen, und mir fallen einige meiner Freunde mit MS ein, die vollkommen unterschiedliche Probleme haben. James ist ein Mann mittleren Alters, dessen beide Beine allmählich zunehmende Schwäche zeigten. Damit verbunden waren Schwierigkeiten mit der Blase, was sich jetzt zur Inkontinenz weiterentwickelt hat. Er erlebte nie einen symptomfreien Zeitraum, und sein Zustand ist fortschreitend einfach immer schlechter geworden. James benutzt jetzt einen Rollstuhl und hat Hilfsmittel für seine Inkontinenz.

Susan wiederum bekam MS mit fünfundzwanzig Jahren nach der Geburt ihres ersten Kindes. Rasch war sie behindert und wurde gelähmt ins Krankenhaus eingewiesen. Zu der Zeit schien die Situation recht aussichtslos zu sein. Trotzdem erholte sich Susan von diesem Zwischenfall, war fähig, wieder zu laufen, ihr Leben zu Hause fortzusetzen und ihr Kind großzuziehen. Seit dieser Zeit ist sie relativ symptomfrei. Die Symptome kommen und gehen, aber haben nie zu einer langanhaltenden Behinderung geführt.

Jills größtes Problem ist die Ermüdbarkeit. Sie sieht immer ganz normal aus, und niemand würde vermuten, daß sie seit fünfundzwanzig Jahren MS hat. Gelegentlich sieht sie verschwommen, und ihre Fähigkeit, Dinge mit den Händen und den Füßen zu berühren und zu fühlen, ist beeinträchtigt. Manchmal äußert sich die MS in Taubheit, in einem brennenden Schmerz in ihren Beinen und in anderen seltsamen Gefühlen, die kommen und gehen. Trotzdem ist Jills Hauptsymptom, die Ermüdbarkeit, nur sichtbar, wenn sie sehr erschöpft oder erhitzt ist. Dann wird sie zu einem deutlicher behinderten, fast zu einem anderen Menschen.

Auch George hat MS. Er sieht körperlich gesund aus und ist sehr aktiv, aber er fährt nicht Auto. Und zwar deshalb, weil das Sehvermögen beider Augen ernsthaft beeinträchtigt ist; er ist jetzt als sehbehindert anerkannt. Er benutzt spezielle Hilfsmittel, um Dinge zu sehen, aber auch damit hat er beim Lesen große Schwierigkeiten. Abgesehen davon hat George wenig andere Symptome, obwohl er bei Belastung rasch ermüdet. Außerdem zeigt er bei der ärztlichen Untersuchung MS-

Symptome, die von anderen Menschen außerhalb des Sprechzimmers nicht bemerkt werden.

Es gibt einen weiteren MS-Betroffenen, den ich erwähnen möchte. Dieser junge Mann heißt Julian. Julian hat die Krankheit erst seit drei Jahren, und er kann mit einem Stock laufen, allerdings sehr schwankend. Er und seine Frau haben zwei Kinder, aber Julian kann nicht mehr arbeiten und hat seinen höchst interessanten, gutbezahlten Job verloren. Das geschah, weil seine hauptsächliche Behinderung in dem Verlust des Konzentrations- und Erinnerungsvermögens besteht. Er hat große Schwierigkeiten, einfache Probleme zu lösen oder sich Dinge zu merken. Und obwohl Julian relativ fröhlich ist, ist seine Frau zunehmend enttäuscht und deprimiert.

Wenn ich an all diese verschiedenen MS-Betroffenen denke und mich anderer mit unterschiedlichen Schwierigkeiten und Problemen erinnere, vergleiche ich sie mit mir selbst. Bislang scheint mein MS-Verlauf relativ gutartig zu sein, mit geringen Schwierigkeiten kann ich herumlaufen und die meisten Dinge machen. Diese ungeheure Vielfalt des Krankheitsverlaufes läßt manche Forscher vermuten, daß mit ‹MS› eine Reihe von Krankheiten bezeichnet werden, von denen jede eine andere Schädigung des Nervensystems mit sich bringt.

Schübe und Remissionen

Eine der Hauptcharakteristika der MS ist der häufig vorkommende schubförmige (sich verschlechternde und wieder verbessernde) Verlauf. Das bedeutet, daß Phasen der Behinderung auftreten (Schübe genannt), denen eine Erholungsperiode folgt, die man Remission nennt. Jemand mag ein MS-Symptom haben, und es kann fünf Jahre oder länger dauern, bevor ein weiteres Symptom hinzukommt. Die Zeit zwischen diesen beiden Schüben kann vollkommen ruhig verlaufen. Anfangs zeigt sich bei MS meistens ein einzelnes Symptom, wie Stolpern über kleine Hindernisse, Doppelbilder oder vielleicht verschwommenes Sehen mit Schmerz in dem Auge. Aus gutem Grund ist es zu diesem Zeitpunkt unmöglich, die Diagnose MS zu stellen, da es viele andere Ursachen für solche Symptome gibt. Kommt es in Abständen von Monaten und Jahren zu weiteren Zwischenfällen, können diese die Diagnose MS unterstützen, wobei die Symptome zeitlich getrennt auftreten und verschiedenen Teilen des Gehirns und Rückenmarks zuzuordnen sind.

Obwohl dies das übliche Bild der MS ist, und die Mehrzahl der Betroffenen einen Verlauf mit Schüben und Remissionen erlebt, nimmt bei einem anderen Teil der Betroffenen die Behinderung allmählich und ohne Remissionen zu. Ich erwähnte bereits James, der diese fortschreitende Form der MS hat. In diesem Fall trat die MS in einem höheren Alter als üblich auf, und James hat überhaupt keine Remissionen erlebt. Seine MS beeinträchtigt hauptsächlich die Beine und die Blase, und er hat sexuelle Probleme aufgrund sich verändernder Potenzstörungen.

Wie ich im vorigen Kapitel sagte, erleben einige unglückliche Menschen eine kurze, äußerst schwere Form des MS. Untersuchungen haben ergeben, daß etwa 5 % der Menschen, die die Krankheit bekommen, innerhalb von fünf Jahren tot sind. Andererseits zeigt eine Reihe von MS-Betroffenen selbst im hohen Alter praktisch überhaupt keine Behinderung. Es wird gesagt, daß diese Gruppe die ‹gutartige Form› der Krankheit hat. Betroffene mit gutartiger MS haben häufiger sensorische Symptome als motorische Schwäche, und die Krankheit beginnt oft mit einer ‹Neuritis optica›. Die meisten Menschen gehören wohl zwischen diese beiden Extreme und sind in bestimmten Lebensphasen und im Laufe der Zeit zunehmend behindert. Aber auch sie sind nicht immer auf einen Rollstuhl angewiesen, und nur ein geringer Prozentsatz der Betroffenen wird schwerstbehindert, bettlägerig oder ständig an den Rollstuhl gefesselt enden.

Recht oft wird gefragt, ob MS zum Tode führe. Dies ist sicher eine der Ängste, die die Betroffenen bei der Erstdiagnose haben, und es kann auch eine Sorge der Verwandten sein. Tatsache ist, daß sehr wenige Menschen tatsächlich an MS sterben. MS ist eine behindernde, keine tödliche Krankheit. Wenn Menschen schwerstbehindert werden und sich ihr körperlicher Zustand verschlechtert, besteht die Möglichkeit, daß sie an einer der Komplikationen der MS sterben, wie an einer Infektion der Atem- oder der Harnwege, aber es ist unwahrscheinlich, daß sie an dem neurologischen Defekt selbst sterben. Tatsächlich sterben viele MS-Betroffene an etwas ganz anderem. Wie jeder andere Mensch ziehen sie sich in höherem Alter wahrscheinlich eine lebensbedrohendere Krankheit als MS, etwa eine Herzkrankheit oder Krebs, zu.

Häufige Symptome

Die MS hat verschiedenartige Symptome, aber sicherlich kommen einige häufiger vor als andere. Die Neuritis optica, die durch die Entmarkung eines oder beider Sehnerven entsteht, führt gewöhnlich zu verschwommenem Sehen, beeinträchtigt Teile des Gesichtsfeldes und kann blinde Flecken, sogenannte ‹Skotome› hinterlassen. Ich selbst habe in jedem Auge einen Teil des verschwommenen Sehens, aber wenn ich beide Augen öffne, ist mein Sehvermögen relativ gut.

Helen, eine Freundin von mir, hat ihre eigenen Symptome auf eine besonders deutliche Weise beschrieben:

«Ich erlebte einen heftigen Schmerz in meinem rechten Auge, der einige Monate lang anhielt. Der Schmerz kam recht plötzlich und war quälend. Er erinnerte an die Schmerzen, die man nach dem Zahnziehen erlebt. Er wurde von dem unangenehmen Gefühl eines kalten Windes, der in mein Auge blies, begleitet. Das Gebiet über meinem Auge, in Nähe der Nasenwurzel, war ziemlich empfindlich. Dieser Schmerz ist periodisch wiedergekehrt. Seither habe ich die Entwicklung von verschwommenen, nebligen Flecken beim Sehen mit diesem Auge bemerkt.»

Ein anderes häufiges Frühsymptom ist die ‹Diplopie›. Das ist der medizinische Ausdruck für Doppelbilder. Doppelbilder können bei der MS sehr früh auftreten, und (ähnlich wie bei der Neuritis optica) erinnern sich Betroffene manchmal daran, dieses Problem viele Jahre vor dem Einsetzen anderer Anzeichen für MS gehabt zu haben. Ein anderes häufiges Symptom ist die Ungeschicklichkeit eines Armes, bedingt durch die Entmarkung im Rückenmark, wodurch die Informationen, die von den Gelenken und anderen Teilen des Armes kommen, blockiert werden.

Sensorische Symptome und Schmerz

Kribbeln und Taubheit der Hände und Füße können Frühsymptome der MS sein. Manche Menschen erleben ein merkwürdiges Prickeln oder schmerzhafte Gefühle in ihren Beinen, Armen oder im Rumpf. Helen beschreibt ihre Symptome folgendermaßen:

«Seit fast acht Jahren sind meine Arme und Beine taub, wenn ich mich hinlege. Kürzlich fühlte ich zusätzlich stechende Schmerzen in meinen Fingern und Zehen, manchmal so stark, daß meine Hände kalt und feucht wurden.»

Einige Menschen erleben einen besonders unangenehmen, einschießenden, stechenden Schmerz im Gesicht. Das nennt man Trigeminusneuralgie, weil der Nervus Trigeminus (oder fünfter Hirnnerv), der die

Berührungsreize aus der Gesichtsregion weiterleitet, betroffen ist. Bei der Trigeminusneuralgie kommt und geht der Schmerz, aber er kann extrem quälend sein und zu ernsthaften Depressionen führen. Glücklicherweise gibt es für dieses spezielle Problem eine wirkungsvolle Behandlung.

Schmerz kommt bei MS häufiger vor als manche Ärzte annehmen. In der Vergangenheit wurde vielen Leuten gesagt, daß Schmerz nicht auftrete, und daß MS nicht die Ursache sei, wenn sie Schmerzen hätten. Das stimmt nicht. Ich habe etliche Menschen getroffen, die durch ihre MS schlimme Schmerzen erlebt haben. Ich zitiere nochmal Helen, die die Dinge in ihren eigenen lebendigen Worten beschreibt:

«Meistens hatte ich einen unheimlichen, brennenden Schmerz in meinem rechten Bein. Es war ein aufwallendes, heißes Gefühl, das in Wellen kam. Es fühlte sich an, als ob eine Tasse mit heißem Tee am Bein hinunter geschüttet wurde – oben sehr heiß und dann immer kühler, so wie der Tee an meinem Bein hinunterrieselte. Diese erste Attacke dauerte etwa drei Wochen.»

Manchmal entsteht Schmerz durch Muskelspasmen oder Haltungsprobleme, aber oft ist der Schmerz eine sensorische Störung, die in einer bestimmten Körperregion auftritt.

Ich erinnere mich an eine Frau, die zu mir kam. Sie beschrieb einen äußerst empfindlichen Schmerz an einer Körperseite, der ein Problem zur Folge hatte, das sie nur schwer besprechen konnte. Wegen des Schmerzes war sie nicht in der Lage, mit ihrem Mann eine normale sexuelle Beziehung aufrechtzuerhalten. Sie hatte Schwierigkeiten, mit ihm darüber zu sprechen, hauptsächlich deshalb, weil sie nicht wußte, ob der Schmerz ein echter Bestandteil der MS war. Sie brach in Tränen aus, als ich ihr versicherte, daß der Schmerz eine der Möglichkeiten sei, mit der die MS Menschen beeinträchtige. Die Erkenntnis, daß sie einen legitimen Grund für ihre sexuellen Schwierigkeiten hatte, erleichterte sie.

Manchmal bekommen Betroffene durch die haltungsbedingten Probleme der MS Schmerzen, z.B. Rückenschmerzen. Durch lange Phasen der Unbeweglichkeit und durch zu langes Verharren in derselben Haltung können sie auch andere Schmerzen bekommen. Es gibt viele Beispiele für Schmerzen, die bei MS vorkommen, und jedes muß einzeln verstanden und untersucht werden, um die richtige Hilfe leisten zu können.

Durch Medikamente kann Schmerz manchmal verhindert werden. Ein gutes Beispiel hierfür ist die Verwendung von Carbamazepin in der

Behandlung der Trigeminusneuralgie, die sehr wirkungsvoll sein kann. Carbamazepin kann auch bei anderen Schmerzen, die mit den Hirnnerven oder mit peripheren Nerven verbunden sind, angewendet werden. Wenn Medikamente bei der Schmerzbehandlung nicht helfen, können manche chirurgische Maßnahmen erfolgreich sein. Durch Spezialisten in Schmerzkliniken können auch eine Reihe anderer Behandlungsverfahren, von der Elektrostimulation bis zur Hypnose und Akupunktur, angewendet werden. Einige Leute behaupten, daß Meditation den Schmerz wirkungsvoll vermindere; auch Yoga und andere körperbezogene Methoden scheinen manchmal hilfreich zu sein.

Spastizität

Spastizität, beziehungsweise unfreiwillige Kontraktion und Steifheit der Muskeln, kann die Arme, die Beine und den Rumpf betreffen. Sie kommt bei MS häufig vor und erfordert keine besondere Behandlung, wenn sie nicht mit schmerzhaften Spasmen oder ständigen Muskelkontraktionen, die zu Deformationen führen, verbunden ist. Krankengymnastik kann helfen, die willkürliche Muskelkontrolle zu verbessern und unwillkürliche spastische Kontraktionen zu vermindern (siehe Kapitel 10).

Die Wirkstoffe Baclofen und Diazepam können zur Behandlung der Spastizität verwendet werden, aber manchmal können sie übermäßige Schwäche bewirken und so eher zu einer Verschlechterung als zu einer Verbesserung der Behinderung beitragen. Die Muskelsteifheit kann nämlich bei gleichzeitiger Muskelschwäche den Betroffenen tatsächlich beim Laufen helfen. Deshalb ist es wichtig, die Spastizität nicht überzubehandeln. Jeder Betroffene muß individuell begutachtet werden, bevor der Arzt die Entscheidung über die Anwendung von Medikamenten im Einzelfall trifft.

Diazepam kann auch Müdigkeit zur Folge haben, was den Nutzen für viele Menschen begrenzt, eventuell darf es nur nachts eingenommen werden.

Wenn Spastizität, schmerzhafte Spasmen oder Kontrakturen sehr schlimm sind und auf Medikamente nicht ansprechen, können Injektionen in bestimmte Nerven Erleichterung verschaffen. Bei Deformationen und Schmerzen kann manchmal ein chirurgischer Eingriff, bei dem eine Muskelsehne durchtrennt wird, entscheidend helfen. Das ist aber nur bei Menschen mit schwerster Behinderung nötig.

Injektionen im Bereich des unteren Rückenmarks können manchmal für solche Menschen hilfreich sein, die ans Bett gefesselt sind und die Kontrolle über ihre Blase verloren haben. Das Verfahren wird zu totaler Lähmung führen, aber auch zur Beseitigung der schmerzhaften, deformierenden Spasmen in den unteren Beinabschnitten. Das klingt nach einer drastischen Methode, aber viele Menschen sind bereit, diesen Preis zu zahlen, weil in ihren Beinen sowieso nur noch wenig nützliche Kraft vorhanden ist.

Gleichgewicht und Koordination

Manchmal bekommen MS-Betroffene Schwindelanfälle, und bei diesen Gelegenheiten kann das Symptom ‹Nystagmus› auftreten. Vielleicht erinnern Sie sich, daß Nystagmus die rasche Bewegung der Augen von einer Seite zur anderen ist. Ich habe dieses Symptom erlebt und habe es, genau wie die Augenprobleme, als ziemlich beängstigend empfunden. Sobald ich nämlich meinen Kopf bewegte, wurde mir schlecht, und ich war unfähig, aufrecht zu stehen ohne umzufallen.

Gleichgewichtsstörungen sind im Zusammenhang mit MS häufig. Viele Leute schwanken, wenn sie versuchen, still zu stehen. Es gibt tatsächlich einen besonderen medizinischen Test, bei dem jemand gebeten wird, sich hinzustellen und die Augen zu schließen. Wenn er sein Gleichgewicht nicht halten kann, ist das ein Hinweis darauf, daß er einen Teil seines körperbezogenen Lageempfindens eingebüßt hat, und daß er sich auf seine visuelle Orientierung verlassen muß, um aufrecht zu stehen. Dieses Anzeichen nennt man das ‹Romberg-Syndrom›, und man sagt, daß jemand ‹Romberg›-positiv ist, wenn er mit geschlossenen Augen umfällt.

Ich selbst habe diese Schwierigkeit und muß besonders vorsichtig sein, wenn ich mir meine Haare unter der Dusche wasche. Sobald ich meine Augen schließe, neige ich zum Umfallen. Ich habe dieses Problem durch einen stabilen Haltegriff in der Dusche gelöst. Daran halte ich mich jetzt fest, bis das Shampoo aus meinen Haaren gespült ist. Dann öffne ich die Augen und kann einigermaßen sicher stehen.

Entmarkung in dem Teil des Gehirns, der Cerebellum (Kleinhirn, Anm. d. Übers.) genannt wird, führt zu Gleichgewichtsstörungen und Tremor. Diese Symptome werden als ‹Ataxie› bezeichnet, und von Ataxie betroffene Personen sind oft ziemlich behindert. Obwohl sie in ihren Armen und Beinen noch Kraft haben, können sie nicht richtig steuern. Der Tremor und die Koordinationsstörungen haben behindernde Auswirkungen. Gegen den Verlust des Gleichgewichtssinns und des Koordinationsvermögens gibt es keine wirkungsvollen Medikamente, aber Krankengymnastik und andere Heilverfahren können nützlich sein.

Die Blase

Als ich mich gerade hinsetzte, um dieses Kapitel zu schreiben, mußte ich wieder aufstehen, um zu ‹pinkeln›. Das erlebe ich häufig (genau wie mein Schwiegervater, der Probleme mit der Prostata hat). An ‹schlechten Tagen› brauche ich eine Weile, um zu beginnen, eine lange Zeit, um den Vorgang in kurzen Ausscheidungsstößen auszuführen und dann wiederum kurze Zeit, um zu entscheiden, ob ich wirklich fertig bin. Wenn ich entschieden habe, fertig zu sein, kommt es vor, daß ich den Drang verspüre, nochmals zur Toilette zu gehen. Dann eine Weile zurück zur Arbeit, und wieder muß ich gehen! (Meine Schwägerin Josephine, die diesen Abschnitt tippt, sagt mir, daß ich Schwangerschaftssymptome beschrieben habe! Wenn dem so ist, bedauere ich die armen Frauen, die gleichzeitig MS haben und schwanger sind! Trotzdem muß erwähnt werden, daß viele MS-betroffene Frauen sich während der Schwangerschaft viel besser fühlen, auch wenn es nach der Geburt des Kindes zu einer zeitweiligen Verschlechterung kommen kann.)

Bei MS stellt die Blase häufig ein Problem dar; mehrere verschiedene Nerven sind an der Versorgung der Blasenmuskeln beteiligt. Die Muskelringe um den Ausgang werden ‹Sphinkter› genannt. Entmarkung im Rückenmark kann zu komplizierten Harnsymptomen führen, wobei die ‹Häufigkeit› (man muß sehr oft zur Toilette gehen) und die ‹Dringlichkeit› (man muß plötzlich gehen) am verbreitetsten sind. Die Dringlichkeit kann auch mit Inkontinenz verbunden sein, wenn die Betroffenen ihren Urin nicht einhalten können. Im sozialen Umfeld ist das natürlich peinlich und veranlaßt die Betroffenen oft dazu, sich zurückzuziehen und zu Hause zu bleiben.

Andere bemerken, daß sich ihre Blase füllt und nicht richtig entleert. Das kann unter Umständen zu einer sogenannten ‹Retentio› (Harnverhalten, Anm. d. Übers.) führen, wobei die Blase sich mit Urin füllt, der Sphinkter sich aber überhaupt nicht öffnet und den Urin herausläßt. Liegt so etwas vor, benötigt der Betroffene eventuell einen Schlauch, ‹Katheter› genannt, der in die Blase eingeführt wird, um den Druck zu vermindern und um eine Schädigung der Harnwege zu vermeiden.

Blasenprobleme können durch verschiedene medizinische Maßnahmen beeinflußt werden, auch durch die Aufnahme großer Flüssigkeitsmengen, um weitere Komplikationen wie Infektionen oder die Bildung von Blasensteinen zu vermeiden. Der Einsatz von Medikamenten zur Beruhigung von zu stark reagierenden Blasenmuskeln war nicht sehr erfolgreich, aber die sofortige Behandlung von Infektionen mit Antibiotika ist sowohl wirkungsvoll als auch zur Gesunderhaltung der Nieren wichtig.

Wenn eine teilweise Inkontinenz auftritt, ist es sinnvoll, sich eine regelmäßige Blasenentleerung anzugewöhnen, Verstopfung zu vermeiden und größere Flüssigkeitsmengen nur zu gegebener Zeit zu sich zu nehmen! Zeitweise Katheterisierung, bei der ein enger Schlauch ab und zu in die Blase eingeführt wird, um sie richtig zu entleeren, kann manchmal helfen. Bei einigen wenigen Menschen muß der Katheter ständig liegen bleiben.

Wenn die Inkontinenz ein schweres Problem ist, kann eine Elektrostimulation des Rückenmarks nützlich sein. Verschiedene chirurgische Verfahren haben sich aber als wirkungsvoller erwiesen und werden zunehmend eingesetzt. Dahinter steht die Idee, den Urin auf einem direkteren Weg aus der Blase zu führen, entweder durch ein Loch im Bauch (‹Ureterostomie›) oder durch die Umleitung des Urins in die Därme.

Es gibt viele praktische häusliche Hilfsmittel. Genauso wie die Information eines Spezialisten können sie bei den Sozialstationen, den örtlichen Sanitätshäusern oder bei der MS-Gesellschaft erfragt werden. Bei diesen Hilfsmitteln gibt es spezielle Polster und Hosen, ebenso Penistaschen (nur für Männer!), die den Urin in einen Beutel leiten, der in der Hose getragen wird.

Verstopfung

Aufgrund der verminderten Beweglichkeit, schwacher Beckenmuskulatur und Gefühlsstörungen in Teilen des Darms kommt es bei MS häufig zu Verstopfung. Deshalb ist es für MS-Betroffene wichtig, einen hohen Anteil an Ballaststoffen in ihrer Nahrung zu haben und ihre Därme regelmäßig zu entleeren, um eine Verstopfung zu verhindern. Wenn man das Gefühl hat, daß Laxantien (Abführmittel, Anm. d. Übers.) nötig sind, sollte man am besten einen Arzt befragen. In schlimmen Fällen können pflegerische Maßnahmen, wie z.B. Einläufe, notwendig werden. Auch regelmäßige Übungen wie Schwimmen oder

Yoga können nützlich sein. Sie sind bei einem gleichzeitig ausgewogenen Speiseplan ein guter Weg, Verstopfung zu verhindern. Wie immer ist Vorbeugen besser als Heilen.

Druckgeschwüre

Diese entstehen leicht, wenn jemand unbeweglich ist und zu lange in derselben Position liegt oder sitzt. Wenn ein MS-Betroffener unbeweglich ist, ist das Empfinden oft beeinträchtigt. Deshalb kann sie oder er den Schmerz nicht spüren und bemerkt die Entstehung eines Druckgeschwüres nicht.

Aus diesem Grund ist es für jeden in dieser Situation wichtig, häufig und regelmäßig gewendet und verlagert zu werden. In einem Stuhl zu sitzen bedeutet nicht, daß das ‹Wenden› überflüssig ist, weil Geschwüre trotzdem noch entstehen können. Wenn jemand aufgrund der MS unbeweglich ist, sollte die Gemeindeschwester zweimal täglich kommen. Hilfe von Verwandten und Freunden ist darüber hinaus nötig. Wenn Druckgeschwüre einmal entstanden sind, ist meistens eine Klinikeinweisung notwendig; die Heilung kann lange dauern, besonders wenn Komplikationen wie eine Infektion hinzukommen.

Wasserbetten, als Einzel- und Doppelbetten, kann man heutzutage fast überall bekommen. Sie sehen nicht anders aus als eine normale Schlafcouch, und ich habe gehört, daß es sogar Modelle mit Baldachin gibt! Bei Wasserbetten ist der Druck gleichmäßig verteilt, das bedeutet, daß die behinderte Person nachts nicht gewendet werden muß. Sowohl für den MS-Betroffenen als auch für die betreuenden Verwandten ist das vorteilhaft.

Besondere Symptome

Dieses Kapitel wäre unvollständig, wenn ich nicht erwähnen würde, daß viele Symptome nicht recht in die bekannte medizinische ‹Schublade› passen. Viele kommen sowohl den Betroffenen als auch denen, die zu helfen versuchen, seltsam vor. Auf die MS-bedingte Ermüdbarkeit wird in diesem Buch später eingegangen, aber an dieser Stelle soll erwähnt werden, daß die Müdigkeit eine Reihe von sensorischen Symptomen verursachen kann, die normalerweise nicht vorhanden sind. Einige davon sind schwer zu beschreiben und ich weiß, daß die Betroffenen sie gelegentlich nicht erwähnen wollen, weil sie ausgelacht würden oder man denken könnte, sie hätten ein übersteigertes Einbildungsvermögen.

Kalte Beine kommen manchmal bei MS vor und können durch die Unbeweglichkeit oder die mangelhafte Durchblutung verursacht sein. Sie können mit geschwollenen Gelenken einhergehen, die bei MS auch aus ähnlichen Gründen auftreten. Andererseits könnten die Beine sich deshalb kalt anfühlen, weil eine Entmarkung in dem Teil des Rückenmarks vorliegt, der die sensorischen Gefühle der Beine weiterleitet.

Diejenigen, die mit einem MS-Betroffenen zusammenleben oder an Hilfsdiensten beteiligt sind, sollten sich darüber im klaren sein, daß ungewöhnliche oder ‹komische› Symptome tatsächlich auftreten können. Es ist unangenehm, von jemandem ausgelacht zu werden, der nicht in der Lage ist, solche Symptome ernst zu nehmen oder annimmt, es würde viel Aufhebens um nichts gemacht.

3. Behandlung

Da die MS eine so vielschichtige Krankheit ist und viele Betroffene Verbesserungen und Remissionen ohne offensichtlichen Grund erleben, ist es nicht verwunderlich, daß es viele verschiedene Empfehlungen für unterschiedliche Behandlungsformen und Heilmethoden gibt. Bedauerlicherweise hat keines der sogenannten Heilmittel und nur wenige der Behandlungsverfahren entweder langfristigen Erfolg vorweisen oder einer genauen Nachprüfung durch vorurteilsfreie wissenschaftliche Untersuchung standhalten können. Die meisten Menschen haben nur eine ungenaue Vorstellung davon, was es mit einem wissenschaftlichen Beweis auf sich hat. Meistens entscheiden sie über die Wirksamkeit oder Unwirksamkeit einer bestimmten Behandlungsmethode aufgrund von Anekdoten und Geschichten, die sie von ihren Freunden und Bekannten gehört haben, egal wie phantastisch die Geschichten auch sein mögen. Je phantastischer, um so besser – dramatische Offenbarungen scheinen gefragter zu sein als der lästige, langwierige wissenschaftliche Fortschritt.

Manche Menschen glauben, daß Rauchen nicht schädlich sei, weil sie zufällig einen neunundneunzig Jahre alten Mann kennen, der zeit seines Lebens ‹wie ein Schornstein gequalmt› hat. Genauso glauben viele Leute, daß eine bestimmte Diät MS heile, weil sie über einen MS-Betroffenen, der sich bei Einhaltung dieser Diät vollkommen erholte, gelesen haben. Mit anderen Worten neigen viele Menschen dazu, lieber blind den ‹Ausnahmen› als der ‹Regel› zu vertrauen.

MS-Betroffene erleben häufig Remissionen, die manchmal zeitlebens anhalten. Es ist ein natürliches Bedürfnis, nach einer Erklärung für diese Tatsache zu suchen. Viele Menschen scheinen nicht zu wissen, daß recht dramatische Remissionen ein ganz normaler Aspekt der MS sein können. Und wenn derjenige, der die Remission erlebte, sich zu dieser Zeit einer ‹Behandlung› unterzog, wird diese Behandlung mit der Remission in Zusammenhang gebracht und als ihre Ursache angesehen. Wenn diejenigen eine spezielle Diät oder ein besonderes Medikament einnahmen, mit Akupunktur behandelt wurden oder Yoga machten, besteht die Chance, daß diese Möglichkeiten zu ‹Heilverfahren› der MS erklärt werden. Sie werden zu den neuesten Methoden in der langen Serie der ‹Wunderheilungen›, die in den Sonntagszeitungen so beliebt sind.

Menschen wollen die Ursache finden und halten die nüchterne Erklärung, daß ‹wundersame Remissionen› bei MS üblich sind, sowohl
für uninteressant als auch für unwahrscheinlich. Daher ist genaue wissenschaftliche Nachprüfung erforderlich, um so herauszufinden, was
Zufall und was eine echte wirkungsvolle Behandlung ist.

Behandlungsversuche

Der beste Weg, um herauszufinden, ob eine Behandlung wirklich an-
schlägt oder nicht, ist folgender: Man behandelt eine große Zahl von
Leuten über einen gewissen Zeitraum und vergleicht die Ergebnisse mit
derselben Zahl von Menschen, die an derselben Erkrankung leiden
und überhaupt nicht behandelt worden sind. Es ist ja bekannt, daß ein
Großteil der Menschen eine Zeitlang auf jede neue Behandlungsmethode anspricht, egal als wie wirkungsvoll oder wirkungslos sie sich
letztlich erweist. Die Leute fühlen sich immer besser, wenn ‹etwas
getan wird›. Dieses Phänomen nennt man den ‹Placeboeffekt›, und er
muß bei jeder Untersuchung, bei der Ärzte, Patienten und neue Behandlungsverfahren beteiligt sind, berücksichtigt werden.

Andere Faktoren, die das Ergebnis verfälschen können, sind die
Einstellungen, Überzeugungen und die Begeisterung (auch der Mangel
an Begeisterung), die Ärzte und Wissenschaftler zeigen, die die Untersuchung durchführen. Sie wollen, daß ihre spezielle Behandlung wirkt,
und bewußt oder unbewußt sehen sie die Dinge eher so, wie sie es
wünschen als so, wie sie tatsächlich sind. Wie wohlmeinend auch
immer Wissenschaftler sein mögen, dieser Faktor wird immer eine
Rolle spielen. Auch Wissenschaftler sind Menschen, und sie wollen
Ergebnisse, Durchbrüche erzielen, berühmt werden; vielleicht hoffen
sie sogar, den Nobelpreis zu gewinnen!

Um diese speziellen Probleme zu umgehen, haben die Wissenschaftler und Forscher, die neue Behandlungsmethoden untersuchen, die
‹multizentrische kontrollierte Doppelblindstudie› erfunden. Ein rechter
Zungenbrecher, aber dennoch ein sehr wichtiges Konzept. Was bedeutet es?

Stellen wir uns vor, daß eine Gruppe von Wissenschaftlern aufgrund
eines Forschungsergebnisses annimmt, daß die Substanz X bestimmte
MS-Symptome verbessern könnte. Um herauszufinden, ob die Substanz wirkt oder nicht, beginnen Ärzte und Wissenschaftler in zwei
oder drei verschiedenen ‹Zentren› (Krankenhäusern oder Universitäts-
abteilungen) mit einem Behandlungsversuch, der so gerecht und vorur-
teilsfrei wie möglich angelegt ist.

Jedes Zentrum wird eine Anzahl von MS-Betroffenen auswählen und in zwei Gruppen teilen, und zwar so, daß beide Gruppen in bezug auf Krankheitsgrad, Erkrankungsdauer, Geschlecht, Alter und andere vergleichbare Faktoren so ähnlich wie möglich sind. Dann bekommt die eine Gruppe – die ‹Versuchsgruppe› – über einen bestimmten Zeitraum die Substanz X, während die andere Gruppe – die ‹Kontrollgruppe› – eine Substanz Y erhält (die genauso aussieht wie die Substanz X, deren Unwirksamkeit in der Behandlung aber bekannt ist).

Die Personen, die den Patienten die zwei verschiedenen Behandlungsformen tatsächlich verabreichen, wissen nicht, welche Substanz ein bestimmter Patient bekommt. Die Behandlungen sind nämlich verschlüsselt, wobei der Schlüssel nur einer unabhängigen Person bekannt ist. Während der ganzen Studie untersuchen andere, unabhängige Ärzte in jedem Zentrum sowohl die Versuchs- als auch die Kontrollgruppe. Auch diese unabhängigen Ärzte wissen nicht, welche Patienten zu der Versuchs- und welche zu der Kontrollgruppe gehören. Ihre eigenen Aufzeichnungen halten sie geheim. Dadurch wissen weder die Patienten noch die Behandelnden noch diejenigen, die die Veränderung der Patienten untersuchen und beurteilen, welcher Patient welche Substanz erhält. Diese Versuchsanordnung wird ‹Doppelblindstudie› genannt, weil während der gesamten Versuchszeit weder die Behandelnden noch die Wissenschaftler, die das Ergebnis beurteilen, wissen, welche Patienten welche ‹Behandlungen› bekommen.

Es ist auch möglich, mit einer dritten Personengruppe zu arbeiten, die entweder gar keine Behandlung bekommt oder die Substanz Z. In diesem Fall gelten dieselben Prinzipien. Die Durchführung in mehreren verschiedenen Zentren hat nicht nur eine größere Zahl von Versuchs- und Kontrollpersonen zur Folge, sondern auch die Wahrscheinlichkeit von Irrtümern und Fehleinschätzungen in der Untersuchung wird dadurch herabgesetzt, denn der Versuch wird gleichzeitig mit mehreren verschiedenen Gruppen durchgeführt.

Am Ende des Versuchs, nach einer festgelegten Zeitspanne (beispielsweise nach zwei oder drei Jahren), wird die Untersuchung entschlüsselt. Die Wissenschaftler können nun erstmals feststellen, was geschehen ist und ob die Substanz X besser oder schlechter ist als die Substanz Y. Wenn eines Tages eine echte ‹Wunderheilung› entdeckt würde, würde der Unterschied zwischen den beiden Patientengruppen rasch offensichtlich werden, und wenn alle Wissenschaftler zustimmen würden, würde der Versuch vorzeitig entschlüsselt werden.

Dies ist ein recht kompliziertes Verfahren, aber es ist der einzige Weg, um vorurteilsfreie, echte Aussagen über eine Behandlung treffen zu können. Wegen der Veränderlichkeit und der Verschiedenartigkeit der MS ist es wichtig, jede neue Behandlung an einer großen Gruppe von Menschen über einen langen Zeitraum und unter Berücksichtigung aller dieser Vorsichtsmaßnahmen, die ein exaktes Ergebnis sichern sollen, zu testen. Ich habe viel Zeit damit zugebracht, über Behandlungsversuche zu diskutieren, weil ich sicher bin, daß es bei einer richtigen Einschätzung ihres Wertes weniger dumme Argumente und falsche Überzeugungen in bezug auf bestimmte Behandlungsformen gäbe.

Trotzdem ist es manchmal nicht zu rechtfertigen, einen Versuch zu starten, um eine bestimmte Behandlungsmethode zu untersuchen. Das könnte der Fall sein, wenn die Behandlung aus irgendeinem Grunde zu gefährlich ist und es ethisch nicht zu vertreten ist, Menschen ohne ein garantiert positives Ergebnis einem unnötigen Risiko auszusetzen. Ein anderes ethisches Problem könnte auftreten, wenn eine Behandlung bereits weitgehend als nützlich und ungefährlich angesehen wird. In solch einem Fall könnte es für falsch gehalten werden, diese Behandlung den Kontrollpersonen vorzuenthalten, nur um etwas zu beweisen, was ja nicht umstritten ist. Dieses Problem ist bei MS bislang leider nicht aufgetreten.

In der Mehrzahl der Fälle ist die Versuchsanordnung der ‹kontrollierten Doppelblindstudie› nicht nur zu rechtfertigen, sondern sehr wichtig. Jede Behandlung, die nicht durch dieses Verfahren beurteilt worden ist, muß mit einem großen Maß an Skepsis betrachtet werden. Obwohl bisher bei keiner Behandlung die Heilung der MS bewiesen werden konnte, gibt es einige Behandlungsmethoden, die bei der Verbesserung einiger Symptome wirkungsvoll sind oder die die Erholung von einem akuten Schub beschleunigen.

Cortisone[1]

Cortisone sind wirkungvolle Medikamente, die zu einer Verminderung von Schwellung und Entzündung im gesamten Körper führen. ACTH ist ein natürlich vorkommendes Hypophysenhormon, das den Körper zur Eigenproduktion von Cortisonen in den Nebennieren anregt. (ACTH ist auch als Corticotropin oder adreno-corticotropes Hormon bekannt). Von Ärzten wird es manchmal verordnet, weil kontrollierte

---

1 umgangssprachlich für Corticosteroide

klinische Versuche gezeigt haben, daß ACTH die Dauer einer akuten Verschlechterung bei MS wirkungsvoll verkürzen kann.

ACTH wird über einen kurzen Zeitraum in Form von intramuskulären Injektionen verabreicht. Die Dosis wird innerhalb von drei bis vier Wochen allmählich reduziert. Manchmal werden Cortisone als Tabletten verschrieben und genauso angewandt wie ACTH. Tabletten sind angenehmer und möglicherweise genauso wirkungsvoll wie ACTH. Sowohl ACTH als auch Cortisone (z.B. Prednisolon) haben unangenehme Nebenwirkungen und sollten normalerweise nicht über einen längeren Zeitraum verordnet werden, weil sie zu unerwünschten körperlichen Veränderungen, beispielsweise zu hohem Blutdruck, führen können.

Wenn ich phasenweise mit ACTH behandelt wurde, fühlte ich mich manchmal recht eigenartig. Perioden der Freude und des Optimismus wechselten mit solchen der Depression. Meine Schlafgewohnheiten gerieten durcheinander. Nachts kam es vor, daß ich mit hellwachem Verstand nicht schlafen konnte, und tagsüber fühlte ich mich dann extrem müde.

Die Therapie mit ACTH beeinträchtigte außerdem meinen Wasserhaushalt, und manchmal mußte ich nachts zwölfmal oder noch häufiger zum Klo gehen! Andere MS-Betroffene erzählen ähnliche Geschichten. Trotzdem können ACTH und Cortisone bei der Verminderung unangenehmer Symptome wirkungsvoll sein, und deshalb verschreiben Ärzte sie recht häufig. Wie so oft in der Medizin, hängt letztlich der Erfolg davon ab, wie die Vorteile und Nebenwirkungen ausbalanciert werden. Das ist von Mensch zu Mensch unterschiedlich und muß deshalb in jedem Einzelfall ausprobiert werden.

Es gibt noch andere Medikamente für MS-Betroffene. Es wird weiter an antiviralen Wirkstoffen wie dem Interferon geforscht, was einen vielversprechenden Eindruck macht. Andere Medikamente, die derzeit erforscht werden, wie das Cyclosporin, beeinflussen das Immunsystem, indem sie eine übermäßige Reaktion unterdrücken. Versuche mit einem anderen, ähnlichen Wirkstoff, dem Cyclophosphamid, haben gezeigt, daß es für Menschen mit der schweren, fortschreitenden Verlaufsform der MS nützlich sein könnte. Aber es muß noch viel getan werden, um sicherzustellen, daß solche und ähnliche Medikamente nicht mehr schaden als nutzen.

Sonnenblumen- und Nachtkerzenöl

Es gibt einige Hinweise darauf, daß diätetische Faktoren bei der MS-Entstehung eine Rolle spielen könnten. Insbesondere konnte gezeigt werden, daß ein erhöhter Anteil an vielfach ungesättigten Fettsäuren in der Nahrung einen günstigen Effekt haben und zu einer Verbesserung des klinischen Krankheitsverlaufs führen könnten.

Es wurde nachgewiesen, daß MS-Betroffene einen geringeren Anteil von Linolsäure (eine vielfach gesättigte Fettsäure) im Blut haben als andere Menschen. Zwei kontrollierte Doppelblindstudien haben ergeben, daß die Aufnahme von Sonnenblumenöl (das einen hohen Anteil an Linolsäure hat) zu einer leichten Verbesserung im Krankheitsverlauf mit weniger Schüben, die auch weniger schwerwiegend sind, führen kann.

(Bei dieser typischen kontrollierten Doppelblindstudie bekamen einige Leute Sonnenblumenöl, andere bekamen Olivenöl, dessen Anteil an Linolsäure oder vielfach ungesättigten Fettsäuren nicht hoch ist. Weder die Patienten noch die Ärzte wußten, wer welches Öl bekam. Das erfuhren sie erst nach Versuchsende und nachdem unabhängige Ärzte die beteiligten Personen untersucht hatten und die Veränderungen ihres Zustandes bewertet hatten.)

Was bedeutet das für uns, die wir MS haben? Wir haben nichts zu verlieren, und es wird uns wahrscheinlich guttun, unseren Verzehr von Sonnenblumenöl und anderen Nahrungsmitteln, die reich an vielfach ungesättigten Fettsäuren sind, zu steigern. Man kann Sonnenblumenöl in Salatsaucen und beim Kochen verwenden, meine Frau Penny benutzt es zur Herstellung einer sehr schmackhaften Mayonnaise. Ich gebe auch gerne ein wenig Öl zum Kartoffelbrei; man kann recht viel Öl verbrauchen, ohne den Geschmack zu stark zu merken. Außer Sonnenblumenöl sind andere Öle mit einem hohen Anteil an vielfach ungesättigten Fettsäuren erhältlich, welche deutlich kenntlich gemacht sind.

Die empfohlene Dosis von Sonnenblumenöl beträgt zweimal täglich 30 ml (das entspricht etwa zweimal täglich drei Teelöffeln). Ich empfinde die Einnahme von purem Sonnenblumenöl als unangenehm. Bei diesen Gelegenheiten benötige ich ein kleines Glas Wasser oder besser noch Magermilch griffbereit zum Nachspülen. Zu Hause verwenden wir auch Margarinesorten, die reich an vielfach ungesättigten Fettsäuren sind, und die fast überall erhältlich sind. Mit der Margarine bestreichen wir Brot und Toast und verwenden sie auch zum Kochen. Mit dieser Margarine fabriziere ich einige recht gute Pfannkuchen, ansonsten sind meine Kochkünste bislang noch nicht ganz ausgereift.

Auch die Verwendung von Nachtkerzenöl hat viele Anhänger, aber bislang hat keine kontrollierte Studie bewiesen, daß es irgendeinen Vorteil hat. Trotzdem behaupten einige Wissenschaftler aus theoretischen Erwägungen heraus, daß Nachtkerzenöl gut sei. Seit fast zehn Jahren nehme ich täglich sechs Kapseln Nachtkerzenöl ohne negative Wirkungen. Mit der Einnahme begann ich, bevor die Untersuchung veröffentlicht wurde, und weil ich auch nur ein Mensch bin, nehme ich die Kapseln weiterhin, weil sich mein Zustand verschlechtern könnte, wenn ich damit aufhöre! Ich weiß, daß das eine unwissenschaftliche und emotionale Verhaltensweise ist, und der Teil des logischen Arztes in mir ist ziemlich schockiert.

Das Nachtkerzenöl kostet mich jährlich etwa DM 240,–. Weil es nicht eindeutig ist, daß es wirklich bei MS hilft, kann ich es anderen Leuten nicht guten Gewissens empfehlen. Das Beste ist, wenn Sie sich selbst nach Abwägung der Vor- und Nachteile entscheiden. Sie können selbst die Literatur zu dem Thema lesen, aber lassen Sie sich nicht durch emotionale Argumente oder Geschichten ohne wissenschaftliche Grundlage beeinflussen. Es ist schade, daß die Wirksamkeit von Nachtkerzenöl nicht bewiesen worden ist, denn es ist leichter einzunehmen als große Mengen Sonnenblumenöl. Andererseits habe ich keine Probleme mit der Empfehlung, die tägliche Kost durch sechs Teelöffel Sonnenblumenöl zu ergänzen. Auch wenn die Forschungsergebnisse nicht durchschlagend waren, gab es wenigstens einen Hinweis darauf, daß es helfen könnte. Es ist möglich, zuviel von diesem Öl zu sich zu nehmen. Manche Leute haben unter diesen Umständen mehr an Gewicht zugenommen als sie eigentlich wollten.

Andere Diäten

Viele andere Nahrungsmittel, Diäten und Vitamine sind für MS propagiert worden, aber es gibt keine Hinweise darauf, daß sie eine nützliche Wirkung haben. Einige können die eigene Gesundheit sogar gefährden, und die meisten werden einen ärmer machen. Die glutenfreie Diät, bei der man nichts essen darf, was Weizenmehl enthält, wie Brot, Kuchen und Kekse, ist ein Beispiel für eine diätetische Variante, die sich als wirkungslos erwiesen hat. Trotzdem glauben viele Leute immer noch daran, obwohl es klar ist, daß diese Diät nichts nutzt.

Für jeden MS-Betroffenen ist es wichtig, sich gesund zu ernähren. Außer meinem zusätzlichen Sonnenblumenöl versuche ich, soviel ‹Vollwertkost› wie möglich zu essen. Das bedeutet frisches Obst und Gemüse und Vollkornbrot. Immer mehr kann ich frische Salate und Vollkornnudeln sowie viel frisches Obst und Joghurt genießen. Nahrungsmittel mit einem hohen Anteil an gesättigten Fettsäuren vermeide ich, wie fettes Fleisch, Sahne, Käse und auch einige extravagante Leckereien wie Avocados und Kokosnüsse, was Sie erstaunen mag. Außerdem habe ich meinen Salz- und Zuckerverbrauch herabgesetzt.

Ich halte meine Eßgewohnheiten nicht für übertrieben (auch wenn einige Familienmitglieder das anders sehen mögen), und ich glaube auch, daß es manchmal guttut, seinen Gelüsten ein wenig nachzugeben. Natürlich ist es vernünftig, Übergewicht zu vermeiden und das Rauchen aufzugeben, wenn es einem gelingt.

Scharlatanerie

Viele MS-Betroffene und auch ihre Verwandten können es nicht glauben, daß MS eine unheilbare Krankheit ist. Sie glauben, daß es irgendeine Heilung geben muß, daß irgendwer den Schlüssel zu dem Problem haben muß.

Das ist keine überraschende Reaktion. Bei den meisten dauert es lange, bis sie zur Mitte zwischen totaler Resignation und verzweifeltem Kampf gegen das Unvermeidliche gefunden haben. Wir müssen Kummer, Traurigkeit, Schock und Wut erleben, bevor wir unsere Grenzen akzeptieren können und einen neuen Sinn und neue Möglichkeiten trotz dieser Grenzen finden.

Eine Station während dieses Prozesses ist der Versuch, vor uns selbst zu leugnen, daß wir MS haben oder daran festzuhalten, daß sie nicht unheilbar sei. Deshalb können wir leicht ausgebeutet werden. Wir *wollen* glauben, daß es eine Diät, ein Heilverfahren, eine Therapie gibt, die uns hilft, deshalb *glauben* wir es *tatsächlich*. Aber vielleicht beinhaltet dieses Wunschdenken auch einen positiven Aspekt. Dadurch fordern wir eventuell mehr Aufmerksamkeit für unser Elend, was die Forschung anregen und unterstützen kann. Dieses Ableugnen der Wahrheit (denn das ist es) hat daher zwei Seiten. Auch wenn es gut dazu sein mag, Aufmerksamkeit zu erlangen, kann es andererseits bedeuten, daß wir Opfer von Scharlatanen werden.

Die Presse ist voller ‹Durchbrüche› und ‹neuer Wunderheilungen für MS›, die sich meistens als bedeutungslose Schlagworte erweisen. Zeitschriften, Fernseh- und Radioprogramme publizieren am liebsten das Ungewöhnliche, Unterhaltsame und das einfach Verrückte, um für die

Leser und Zuschauer/-hörer interessant zu bleiben. Folglich entsteht bei einigen Leuten der fälschliche Eindruck, daß eine neue Diät oder Therapie gefunden worden sei, die all ihre Probleme löse. Das ist bedauerlich, weil Hoffnungen erweckt werden, nur um grausam enttäuscht zu werden, wenn man entdeckt, daß die Medien eine Meldung über etwas, das im Endeffekt keinen wissenschaftlichen Wert hat, übertrieben haben.

Infolge der Beschwerden über einige solcher Geschehnisse sind sich einige der verantwortungsbewußteren Verleger und Fernsehproduzenten dieser Gefahr bewußter geworden. Bevor sie etwas veröffentlichen oder eine Sendung produzieren, wenden sie sich jetzt an die MS-Gesellschaft, um zunächst die Fakten abzuklären und um sicherzugehen, daß die Ausgewogenheit gewahrt bleibt. Die MS-Gesellschaft wird von Spezialisten aus allen Gebieten der Forschung und des Sozialwesens beraten. Diese sind immer ansprechbar, um nötigenfalls Rat zu geben und mit den Medien zu reden.

Trotzdem scheinen einige Leute dazu zu neigen, den Behauptungen zu glauben, die auf den schwächsten Füßen stehen. Wie ich bereits ausführte, ist die MS so verschiedenartig und so häufig mit natürlichen Verbesserungen und Remissionen verbunden, daß es vor märchenhaften Empfehlungen für Therapien und Heilverfahren nur so wimmelt.

Die Mitglieder des ärztlichen Beirates der MS-Gesellschaft prüfen jede Empfehlung sorgfältig nach. Wenn die Empfehlung gerechtfertigt erscheint, kommt es zu einer entsprechenden Doppelblindstudie. Bei den aktuellen Versuchen soll die Wahrheit über die Hyperbare Oxygenation (Sauerstoffüberdrucktherapie, Anm. d. Übers.) herausgefunden werden. Bedauerlicherweise haben einige Leute bereits aufgrund geringster Hinweise den voreiligen Schluß gezogen, daß diese Behandlung wirkungsvoll sei. Dies könnte gefährlich sein, da mögliche schädliche Langzeitwirkungen bislang unbekannt und unerforscht sind.

Im Trend liegen zur Zeit außerdem die Verwendung von Schlangengift, von Megavitaminen und die glutenfreie Diät, die ich bereits erwähnte. Nachtkerzenöl bleibt umstritten und ist immer noch ein Gebiet der gegenwärtigen Forschung, obwohl es momentan keinen Hinweis darauf gibt, daß es sinnvoll ist.

Gelegentlich treffe ich Leute, die bei den ausgefallensten Methoden Zuflucht suchen. Ohne wenigstens eine pseudowissenschaftliche Grundlage vorzuweisen, grenzen solche Behandlungsmethoden fast an Hexerei. Natürlich reagieren wir alle, zumindest zeitweise, auf Neuigkeiten und auf Menschen, die uns besondere Aufmerksamkeit schenken. Diese Leute glauben oft ehrlich an das, was sie tun.

Ärzten ist der Placeboeffekt wohl bekannt. Sie wenden ihn oft an, um die Moral der Patienten zu stärken und ihnen Hoffnung zu geben. Die Verabreichung von Vitamin B_{12}-Injektionen bei MS durch manche Ärzte gehört in diese Kategorie. Es gibt nämlich keinen Hinweis darauf, daß Vitamin B_{12} bei der Krankheit überhaupt hilft, außerdem wird Vitamin B_{12} bei oraler Aufnahme leicht absorbiert! (Ich sollte klarstellen, daß Vitamin B_{12} bei jemandem, der die seltene Krankheit ‹perniziöse Anämie› hat, durch Injektionen verabreicht werden muß, weil es in diesem Fall nicht wie üblich durch den Magen absorbiert werden kann.)

Zu Beginn meiner MS wurden diese Injektionen mir selbst verabreicht, aber ich hörte damit auf, sobald ich die Wahrheit entdeckt hatte. Der ethische Aspekt der Placebogabe für die Ärzte ist eine andere Frage, aber wenn Leute eine Behandlung verlangen, können Placebos wenigstens nicht schaden. Das kann von den schwindlerischen Therapien, die den MS-Betroffenen angeboten werden, nicht behauptet werden. Nach meiner Erfahrung können die Verwandten sogar stärker auf der Suche nach Heilungen um jeden Preis sein als derjenige, der tatsächlich MS hat. Vielleicht fühlen sie sich schuldig oder stehen unter dem Zwang, ‹etwas zu tun›, statt nur zuzuschauen, wie ein geliebter Mensch leidet.

In früheren Zeiten war es üblich, den Überbringer schlechter Nachrichten zu verstoßen oder sogar zu töten. Ärzte dienen oft als Zielscheibe für die Wut und die Bitterkeit sowohl der Patienten als auch der Verwandten und können ungerechtfertigt zu Sündenböcken gemacht werden. Andererseits schaffen es viele Ärzte nicht, ehrlich mit ihren Patienten zu reden. Solche Arzt-Patienten-Beziehungen können sehr spannungsgeladen sein.

Wenn ein Mensch gerade die Diagnose MS erfahren hat, werden er und seine Verwandten durch die Empfehlungen für Behandlungen und die verschiedenen Gerüchte und Geschichten, die ihnen über die Krankheit erzählt werden, oft recht verwirrt. Unter diesen Umständen ist es wichtig, die Wahrheit zu erfahren, und es gibt einige Menschen, die helfen können. Zunächst ist es vernünftig, das ganze Umfeld der MS gründlich mit dem Hausarzt zu besprechen. Viele praktische Ärzte sind wirklich gerne bereit, sich etwas Zeit dafür zu nehmen, einem Menschen oder einem Paar zu helfen, die Krankheit und das Leben damit besser zu verstehen. Außerdem wird ihr Wissen über MS so ziemlich auf dem neuesten Stand sein, und sie werden in der Lage sein, eine ausgewogene Sichtweise über das zu vermitteln, was ein vernünftiger Weg der Beeinflussung und was bloße Scharlatanerie ist. Wenn der

Hausarzt nicht weiterhelfen kann, dann ist der konsultierte Neurologe sicherlich in der Lage, weitere Fragen zu beantworten. Allerdings sind Neurologen nicht so stark vertreten, und viele glauben, daß es sinnvoller ist, wenn fortlaufende Beratungen von dem praktischen Arzt, der Gemeindeschwester oder vielleicht einem Sozialarbeiter durchgeführt werden.

Die Mitarbeiter der MS-Gesellschaft werden gerne persönlich, telefonisch oder schriftlich angesprochen. Die MS-Gesellschaft wird von Fachleuten aus allen Lebensbereichen beraten. Ihre Informationen, sowohl über die gegenwärtige Forschung als auch über die neuesten Trends oder ‹Wunderheilungen›, sind auf dem neuesten Stand. In den meisten größeren Städten gib es Nebenstellen der Gesellschaft. Diese Nebenstellen gewährleisten ein Netzwerk von sozialen und anderen Diensten. Für einen erst kürzlich MS-diagnostizierten Menschen kann der zuständige Sozialarbeiter ein Treffen mit jemandem arrangieren, der dieselbe Situation durchlebt hat. Die Sozialarbeiter sollten außerdem in der Lage sein, sich mit dem Hausarzt und dem Neurologen in Verbindung zu setzen, wenn Probleme auftreten.

Zukunftsperspektiven

Wann also wird es eine Heilung der MS geben? Seit vielen Jahren, genaugenommen seitdem die Krankheit entdeckt wurde, sind Heilverfahren und Behandlungen empfohlen worden, bislang ohne jeden Erfolg. Skrupellose Menschen werden weiterhin Heilverfahren empfehlen. Ich habe MS seit zwanzig Jahren. In dieser Zeit ist mir oft gesagt worden, daß die Behandlung oder Heilung in etwa zwanzig Jahren möglich wäre: das wird immer noch gesagt! Aber die MS-Forschung macht ständig Fortschritte, neue Ergebnisse werden Stück für Stück gefunden.

Meiner Meinung nach können diejenigen von uns, die die Krankheit haben, nicht erwarten, jemals ‹geheilt› zu werden, wenn mit Heilung die vollständige Wiederherstellung der Gesundheit gemeint ist. Andererseits kann ich mir die Möglichkeit vorstellen, unsere Symptome zu lindern und unseren Zustand zu verbessern. Ich hoffe, daß es nicht mehr lange dauern wird, bis eine Behandlung gefunden wird, die die Leitfähigkeit entlang der entmarkten Nerven verbessert (etwa in der Art, in der ein kühles Bad meine Körpertemperatur herabsetzt, so daß es mir hinterher besser geht). Andererseits hoffe ich für die Zukunft, daß wir fähig sein werden, das Auftreten der Krankheit gänzlich zu verhindern. Es bestehen gute Aussichten, daß das noch zu meinen Lebzeiten möglich sein wird. Während ich dies schreibe, bin ich erst neununddreißig Jahre alt, und ich gebe mir selbst noch einige weitere Jahre!

4. Diagnose und Ärzte

Viele MS-Betroffene sind unzufrieden mit der Art, mit der sie von ihren Ärzten behandelt wurden. Relativ häufig bringen sie starke Gefühle der Bitterkeit, des Ärgers oder der Enttäuschung zum Ausdruck. Vielleicht ist es weniger überraschend, wenn man eine neuere Erhebung berücksichtigt, die zeigte, daß ein großer Teil der MS-Betroffenen von ihrem Hausarzt nicht darüber aufgeklärt wurde, daß sie die Krankheit haben. Die meisten dieser Betroffenen nehmen dieses Verhalten übel.

Weil ich selbst MS habe, kann ich derartige Gefühle verstehen. Ich bin auch Arzt und gehöre demnach beiden Lagern an, und ich behaupte nicht, daß mein Standpunkt objektiv oder unvoreingenommen ist. Im Gegenteil, ich bin emotional beteiligt, und meine Anschauungen sind sowohl das Ergebnis des Lebens mit meiner eigenen MS als auch der Unterstützung anderer durch Beratungen und der Arbeit als Psychiater. In meiner Doppelrolle genoß ich das Vertrauen von MS-Betroffenen, das sie normalerweise nicht zu ihren Ärzten gehabt hätten. Ich habe auch von den Gedanken und Befürchtungen befreundeter Ärzte erfahren, die sie angesichts ihrer Patienten haben.

MS ist oft eine lange und komplizierte Krankheit, und es gibt viele verschiedene Gelegenheiten, bei denen die Hilfe und das Verständnis eines Arztes gebraucht werden. Für die Familien ist besonders das Auftreten der gefürchteten Schübe und der Komplikationen belastend. Inkontinenz, Druckgeschwüre oder die erstmalige Notwendigkeit, Hilfsmittel zu benutzen, können genau wie die körperlichen Schwierigkeiten auch emotionale und beziehungsmäßige Probleme mit sich bringen. Treten sexuelle Probleme auf, sei es aus körperlichen, psychologischen oder körperlich-psychologischen Gründen, dann ist die fachkompetente Beratung durch einen Arzt notwendig, aber auch das Wissen um die Krankheit und ihre verschiedenen Erscheinungsbilder. Auch benötigen die Familien Zeit, Unterstützung und Informationen bei Schwangerschaftsfragen oder wenn eine kurz- oder langfristige stationäre Betreuung erwogen wird.

Die Diagnose

Eine äußerst wichtige Zeit, in der das ärztliche Können oft an seine Grenzen stößt, ist die Zeit der Diagnosestellung. Mangelhafte Kommunikation bei einer feststehenden oder vermuteten Diagnose führt ebenso, wie bei jedem anderen Problem auch, zu Ärgernis, Mißverständnis und Verstimmung in der Beziehung zwischen Arzt und Patient. Abhängig von der Art der Symptome und Anzeichen, die im Laufe einer gewissen Zeit auftreten, kann die Diagnose einer MS Schwierigkeiten bereiten. Es gibt noch immer keine wirklich zuverlässigen diagnostischen Verfahren für MS, und es besteht oft ein MS-Verdacht, noch bevor er durch die nachfolgenden Ereignisse erhärtet wird. Eine frühzeitige Diagnose ist jedoch wünschenswert, um andere therapierbare Krankheiten auszuschließen und um die MS-Forschung zu erleichtern. Genauso wichtig sind die emotionalen Bedürfnisse der MS-Betroffenen und ihrer Familien, die mit einer beängstigenden Perspektive konfrontiert werden, auf die sie sich einstellen müssen, noch bevor sie die Zukunft planen können. Die Ehrlichkeit des Arztes wird das Verhältnis zwischen Arzt und Patient verbessern und vielleicht dazu beitragen, daß der Patient mehr Vertrauen zu ihm bekommt.

Frühe Symptome

Zunächst ist die Diagnose MS von einer genauen Vorgeschichte des Patienten abhängig. Bei Vorhandensein einer MS klagen manche Leute über Symptome, die genau zu dem charakteristischen Krankheitsbild passen. In solchen Fällen kann die Diagnose ziemlich eindeutig gestellt werden. Bei MS sind Narben (genannt Plaques oder Sklerosen) über das gesamte Zentrale Nervensystem verteilt; sie werden durch Entzündungen und den Verlust der «weißen Substanz» (Myelin) verursacht. Diesen Vorgang nennt man Entmarkung, und der Verlust des Myelins, das zahlreiche Nervenfasern umgibt, führt zu einer Verlangsamung oder vollkommenen Aufhebung der Impulsleitung entlang der betreffenden Nerven. Die Schädigung durch die Entmarkung, die an *verschiedenen Orten* zu *verschiedenen Zeiten* im Gehirn und Rückenmark stattfindet, führt zu den MS-Symptomen. Das für MS so charakteristische Symptombild aufgrund von Schädigungen an *verschiedenen Orten* (räumliche Trennung) und zu *verschiedenen Zeiten* (zeitliche Trennung) ließ den alten Namen «disseminated sclerosis» (verstreute Sklerosen, Anm. d. Übers.) entstehen.

Wie ich bereits beschrieben habe, führen die Schübe in den frühen Krankheitsstadien meistens zu eindeutig definierbaren Symptomen, die innerhalb von einigen Tagen, Wochen oder Monaten rasch besser werden und zu lediglich geringer oder aber gar keiner Behinderung führen. Angenommen in der Vorgeschichte eines Patienten taucht verschwommenes Sehen, Schmerz in einem Auge, und einige Monate oder Jahre später tritt die Schwäche eines Beines auf. Der Arzt wird bemerken, daß die Symptome zu *verschiedenen Zeiten* auftraten und *verschiedenen Orten* des Zentralen Nervensystems zuzuordnen sind. MS-Verdacht sollte geäußert werden, und beim Auftreten weiterer Symptome, beispielsweise Ungeschicklichkeit eines Armes oder Verlust des Empfindungsvermögens entlang der Vorderseite eines Beines, kann die Diagnose mit hoher Sicherheit gestellt werden, ohne daß es noch zahlreicher weiterer Untersuchungen bedarf.

Schwierige Probleme

Etwa jeder fünfte MS-Betroffene hat keinen schubförmigen Verlauf. Statt dessen klagen sie über Symptome, die allmählich, ohne Perioden der Besserung aufgetreten sind. Dies kommt zumeist bei der Form der MS vor, die hauptsächlich das Rückenmark betrifft und bei Menschen mittleren Alters erstmals auftritt. Diese Menschen leiden häufig unter einer zunehmenden Schwäche beider Beine.

Andere diagnostische Schwierigkeiten können auftreten, wenn die Symptome schwankend, vorübergehend oder schlecht definierbar sind. Sie können wie Anzeichen von Beklemmungen oder Depressionen erscheinen. Der Arzt hält sie möglicherweise für unwichtig oder für einen Grund, um Tranquilizer oder antidepressive Medikamente zu verschreiben. MS-Symptome dieser Art sind Ermüdbarkeit, Schwindelanfälle, seltsame Empfindungen, Kribbeln, Konzentrations- und Gedächtnisschwierigkeiten.

Manchmal fragen sich die Leute, warum sie so lange warten müssen, bis die Diagnose MS gestellt wird, wenn sie ein einzelnes Symptom haben, z.B. die Schwäche eines Beines, für das keine andere Ursache gefunden werden kann. Das ist dadurch zu erklären, daß ein einzelnes Symptom, selbst wenn es scheinbar typisch für MS ist, nicht ohne triftige Gründe zu der Diagnose MS führen darf. Auch ist es wichtig, daß der Arzt therapierbare Erkrankungen, wie bestimmte Hirn- oder Rückenmarkstumore, als Ursache der Symptome ausschließt. Die Diagnose MS darf nur gestellt werden, wenn es keine Hinweise auf irgendeine andere mögliche Ursache der Symptome gibt. Zudem müssen Hinweise dafür gegeben sein, daß die Gebiete der Schädigung in Gehirn und Rückenmark sowohl zeitlich als auch räumlich getrennt sind.

Untersuchungen

Da es oft schwierig ist, allein aufgrund der medizinischen Vorgeschichte zu einer klaren Diagnose zu gelangen, bedienen sich die Ärzte der Labortests und anderer Untersuchungen, die ihnen bei der Diagnosefindung helfen. Einzeln betrachtet weist keine dieser Untersuchungen direkt auf MS hin, aber zusammen betrachtet können sie für den Ausschluß anderer Erkrankungen hilfreich sein und anzeigen, daß MS eine sehr wahrscheinliche Möglichkeit ist.

Der erste dieser Tests ist die Untersuchung der Hirn-Rückenmarksflüssigkeit, die sowohl Gehirn als auch Rückenmark umgibt. Sie wird durch einen leichten Eingriff, genannt Lumbalpunktion, gewonnen. Veränderungen in der Menge und der Art des in der Flüssigkeit vorhandenen Proteins (Eiweißes, Anm. d. Übers.) werden analysiert. Eine Zunahme der weißen Blutkörperchen oder eine typische Veränderung der Proteinzusammensetzung spricht für die MS-Diagnose, während andersartige Veränderungen der Hirn-Rückenmarksflüssigkeit auf ein anderes Problem hinweisen würden.

Eine andere, häufig angewandte Untersuchung ist die der «Visuellen Evozierten Potentiale» (VEP). Der Patient schaut dabei auf ein Schachbrettmuster oder in ein Blinklicht, und die Zeit, die die Botschaft benötigt, um von den Augen zum Hinterkopf (okzipital Cortex) zu gelangen, wird mittels spezieller, an der Kopfhaut angebrachter Elektroden gemessen. Wenn es zu einer Verzögerung kommt, wenn die Botschaft also länger als üblich benötigt, um den okzipitalen Cortex zu erreichen, so spricht das für einen Entmarkungsprozeß im Bereich der Sehnerven. Da die Sehnerven bei MS sehr oft betroffen sind, selbst wenn von dem Patienten keine visuellen Symptome bemerkt werden, können Hinweise dieser Art in Zweifelsfällen sehr wichtig sein. Sofern es beim VEP keine Anzeichen einer Verzögerung gibt, schließt dies die MS-Diagnose nicht aus, aber möglicherweise bedeutet es, daß der Patient sich einer anderen Untersuchung, der ‹Myelographie› unterziehen sollte. Durch die Myelographie soll ein Rückenmarkstumor ausgeschlossen werden, der tatsächlich die Ursache von Symptomen, wie Schwäche der Beine oder Verlust des Empfindungsvermögens, in diesem Bereich sein kann. (Eine Myelographie ist ein spezielles Röntgenverfahren des Rückenmarks. Etwas Hirn-Rückenmarksflüssigkeit wird durch ein Kontrastmittel ersetzt, wodurch es leichter wird, Veränderungen im Rückenmarksbereich zu erkennen.)

Auch Aufnahmen des Gehirns können MS-Herde zeigen, jedoch zeigten sie bis vor kurzem keine ausreichenden Details, so daß ihre Nutzung begrenzt war. Eine interessante neue Entwicklung ist die der Kernspintomographie, durch die detaillierte Bilder von fast allen Innenteilen des Körpers gewonnen werden können. Anstatt mögliche schädliche Strahlen (wie beim Röntgen) zu benutzen, bedient sich die Kernspintomographie harmloser Magnetfelder und Radiowellen. Die MS-Diagnose wird wohl durch die Kernspintomographie revolutioniert werden, allerdings wird noch etwas Zeit vergehen, bevor sie allgemein anwendbar ist. In absehbarer Zeit ist es vielleicht möglich, die Diagnose MS beim ersten Auftreten eines Symptoms zu stellen, aber bislang ist dies nicht möglich. Zunächst muß noch viel erforscht und entwickelt werden.

Ein weiterer diagnostischer Test, der kürzlich erforscht wurde, beschäftigt sich mit der Frage, ob die Bewegung der roten oder weißen Blutkörperchen in einem elektrischen Feld bei MS-Betroffenen anders ist als bei Menschen, die keine MS haben oder an einer anderen neurologischen Erkrankung leiden. Bislang liegen lediglich ungenügende Erfahrungen vor, um eine endgültige Schlußfolgerung zu ziehen. Die Untersuchungen, die auf dieser Idee basieren, sind von den Medizinern bisher nicht als nützlich bei der Diagnosefindung akzeptiert worden.

Diagnosemitteilung

Die Frage, ob dem Patienten die Wahrheit gesagt werden soll, gibt Anlaß zu vielen Diskussionen. Viele MS-Betroffene haben sich darüber beklagt, daß ihnen die Wahrheit nicht unumwunden mitgeteilt wurde. Einige haben es zufällig herausgefunden, andere mußten «trickreicher» verfahren, wie z.B. Arztbriefe durch Wasserdampf öffnen oder die auf dem Kopf stehenden Krankenhausaufzeichnungen entziffern. Manchmal wurde die Ehefrau über die Krankheit aufgeklärt, jedoch dazu angehalten, es nicht ihrem Partner zu erzählen, der von der Krankheit ja tatsächlich betroffen ist. Ein derartiges Verhalten führt unvermeidlich zu zwischenmenschlichen Spannungen im Familienleben.

Der Widerwillen des Arztes, die Diagnose mitzuteilen, kann, selbst wenn diese feststeht, mit der Begründung gerechtfertigt werden, daß die Person/Patient nicht mit der Wahrheit umgehen könne. Allerdings sprechen die MS-Betroffenen immer wieder davon, daß das Wissen um die Diagnose eine Erleichterung war; genau wie bei mir, als meine eigene MS schließlich feststand. Natürlich sind viele schockiert und unglücklich, aber sie wissen zumindest die Wahrheit und können beginnen, sich damit abzufinden; die Wahrheit ist selten schlimmer als die Ungewißheit.

Eine amerikanische Untersuchung ergab, daß zwischen den MS-Patienten und den Ärzten in der Zeit der Diagnosefindung reichlich Konfliktstoff entsteht. Viele Patienten übernehmen in dem Suchprozeß nach der eigenen Diagnose eine aktive Rolle, und es zeigte sich, daß diese Konflikte sich auf die Beziehungen zur Familie und zu Freunden auswirkten. Jedenfalls führte die «Mitteilung des Namens der Krankheit» zu einer Verminderung der Belastung durch die Ungewißheit. Die Forscher drängten die Ärzte, diese emotionalen Faktoren bei der Entscheidung, ob sie eine Verdachtsdiagnose MS mitteilen oder nicht, zu berücksichtigen.

Verständnis für die Ärzte

Aber was ist mit den Ärzten? Auch sie müssen wir verstehen! In den heutigen Zeiten der «hochtechnisierten» Medizin fühlen sich die Ärzte vielleicht eher dazu berufen, ihre Patienten zu *heilen* als sie zu *betreuen*. Man hat manchmal den Eindruck, daß die Auswahl der Medizinstudenten mehr nach ihrer Fähigkeit, Examen zu bestehen als nach ihren menschlichen Qualitäten erfolgt. Die medizinische Ausbildung kann diese Richtung fortsetzen, so daß die Ärzte sich schließlich vielleicht als technische Experten für die Diagnose und Therapie von Krankheiten verstehen. Sie mögen es vorziehen, schnelle und positive Ergebnisse zu erzielen und nur ein Erfolgserlebnis zu haben, wenn es dem Patienten besser geht. Während diese Einstellung bei bestimmten medizinischen Gegebenheiten nützlich sein kann, kann sie angesichts der schwankenden, wiederkehrenden Symptome einer langwierigen Erkrankung den Arzt verunsichern. Genaugenommen empfindet er oder sie es vielleicht als schwierig, mit den emotionalen Aspekten der Krankheit umzugehen.

Technische Fähigkeiten und medizinisches Wissen sind zwar wichtig, aber nicht ausreichend. Um insgesamt etwas zu erreichen, muß ein Arzt dieses Können mit kommunikativen und beratenden Fähigkeiten verbinden. Heutzutage wird die Ausgewogenheit hinsichtlich eines einfühlsamen Umganges mit dem Patienten und der technischen Kompetenz verlangt. Genauso war es Ende des sechzehnten Jahrhunderts, als Francis Bacon in einem Aufsatz schrieb: «Einige Ärzte gehen in dem Maße bereitwillig und nachgiebig auf den Charakter des Patienten ein, in dem sie die Krankheit nicht wirklich behandeln. Andere verfolgen in dem Maße korrekt die Heilkunst, in dem sie die Verfassung des Patienten nicht genügend beachten. Nehmen wir einen mittleren Weg...»

Der Arzt muß auch fähig sein, seine eigenen Gefühle der Unzulänglichkeit und Frustration angesichts eines MS-Betroffenen zu meistern und darf den irrationalen Zorn und die Bitterkeit, die auf ihn projiziert werden, nicht persönlich nehmen. Es ist äußerst wichtig, daß Ärzten bewußt wird, daß sie ihren Patienten helfen können, indem sie Zeit und Interesse für sie haben und gelegentlich «einfach zuhören». Für uns alle kann es sehr erleichternd sein, wenn wir unsere Ängste und wirren Gefühle mitteilen können, und wenn wir als Menschen und nicht einfach als «Patienten» angenommen werden.

Patienten oder Betroffene?

Weltweit mögen MS-Betroffene nicht als MS-Patienten, MS-Leute, MS-Kranke oder MS-ler angesprochen werden. Die «MS-Betroffenen International» (PWMSI) (ein Komitee innerhalb der Internationalen Föderation der MS-Gesellschaften, IFMSS; Anm. d. Übers.) haben empfohlen, derartige Bezeichnungen zu unterlassen und uns immer als MS-Betroffene anzusprechen. Ich begrüße diese allgemeine Regel sehr, bemerke jedoch, daß das Wort Patient immer noch akzeptabel und nötig ist, wenn seine Verwendung auf die Gelegenheiten beschränkt bleibt, bei denen ein MS-Betroffener seinen Arzt aufsucht oder durch ihn behandelt wird. Ich habe mich darum bemüht, diese Regel in meinem Buch zu befolgen. Grenzfälle sind allerdings nicht zu vermeiden, und ich weiß, daß ich es wohl nicht jedem recht machen kann!

Der Arzt als Sündenbock

Wenn wir als MS-Betroffene diagnostiziert worden sind, müssen wir mit einer Krankheit leben, die sowohl erniedrigend als auch deprimierend ist. Wir müssen sowohl den Verlust der Gesundheit und Sicherheit als auch den Rollenwechsel in der Familie und im Beruf verarbeiten. Das kann für unser Selbstwertgefühl verheerend sein. Manche sind wütend und suchen vielleicht nach einem Schuldigen. Viele wollen unbedingt eine Erklärung und ein Heilverfahren finden; deshalb halten sie sich an «Wundermittel» oder Diäten. Unter solchen Umständen ist der Arzt der nächstliegende Sündenbock und wird vielleicht abgelehnt oder ungerecht behandelt. Unglücklicherweise regen sich manche Ärzte über diese Reaktion der Patienten auf und sind nicht in der Lage, mit der Beziehung umzugehen. Das kann zur Folge haben, daß der Arzt den Patienten nicht häufiger als unbedingt notwendig sehen will oder daß er ihn zu einem anderen Arzt überweist.

Unsichtbare Symptome

Genauso wie der MS-Betroffene Verlust verarbeiten muß, muß er die schwankenden anfänglichen Krankheitssymptome meistern, die zwar subjektiv, aber dennoch vorhanden sind. Diese Symptome sind oft schwer zu beschreiben, wenn sie nicht «neurotisch» oder «hypochondrisch» erscheinen sollen. Solche Bezeichnungen werden von den Ärzten manchmal gebraucht, aber sie untergraben nur das Vertrauen und das Positive in der Beziehung zwischen Arzt und Patient. Visuelle oder sensorische Symptome, besonders aber die MS-bedingte Ermüdbarkeit, sind für die Patienten und nahen Verwandten schwer zu verstehen. Es ist wichtig, daß der Arzt einen Rückhalt darstellt und die Dinge so erklärt, daß jeder versteht, daß der/die MS-Betroffene wirklich krank ist. Wegen der Schwierigkeiten, die das Mitteilen der Symptome mit sich bringt, wird der eine die Symptome leugnen oder verstecken, andere übertreiben sie in einer oft emotionalen Art und verstärken so den Verdacht des Arztes, daß sie «rein psychologisch» seien. Beide Verhaltensweisen führen unausweichlich zu einer weiteren Verschlechterung der Kommunikation.

Das Problem des Arztes – wieviel soll man sagen

Manche Ärzte meinen, daß es nicht immer im Interesse des MS-Patienten liege, die Wahrheit zu einem recht frühen Zeitpunkt zu erfahren oder die Wahrheit überhaupt jemals zu erfahren. Sie argumentieren damit, daß es des Arztes vordringlichste Aufgabe sei, das Leiden zu vermindern und daß die Mitteilung der Wahrheit eher zu unnötigen Ängsten als zum Seelenfrieden führe. Sie weisen darauf hin, daß ein Patient, der sich in einem frühen Stadium der Krankheit befindet und erst zwei oder drei MS-Symptome gehabt hat, unter Umständen jahrelang oder zeit seines Lebens ohne weitere Krankheitszeichen leben könne. Das Verheimlichen der möglichen Folgen wird auch damit gerechtfertigt, daß es unmöglich sei, die Zukunft mit Sicherheit vorauszusagen und daß die Patienten nicht dazu fähig wären, die damit verbundene Komplexität zu verstehen.

Wenn man nicht weiß, ob ein Patient wirklich der Wahrheit ins Auge sehen will, ist man aus gutem Grund unsicher, wieviel man erzählen soll. Allerdings wird zuweilen mit diesen Argumenten eine Unehrlichkeit gerechtfertigt, deren Grund in dem Mißbehagen des Arztes liegt, das er bei der Besprechung emotional schmerzlicher Themen empfindet. Die unbewußte Angst des Arztes könnte eher die wirkliche Ursache der Unehrlichkeit sein als die echte Rücksichtnahme auf die Bedürfnisse des Patienten. Einige MS-Betroffene erzählten mir, daß sie die frühzeitige Mitteilung ihrer Diagnose bedauerten, weil sie ihre familiären und beruflichen Pläne geändert hätten, was angesichts der eingetretenen Ereignisse nicht erforderlich gewesen wäre. In diesen Fällen lag der Fehler vielleicht eher in dem «*Wie*» als in dem «*Wieviel*» der Aufklärung. Ein Arzt, der durch die Behandlung Schwerbehinderter in einem Krankenhaus eine pessimistische Einstellung der Krankheit gegenüber gewonnen hat, mag eine düstere Zukunftsperspektive aufgezeigt haben. Aber viele MS-Betroffene leben ganz normal und sind jahrelang geringfügig oder gar nicht behindert.

Meiner Erfahrung nach wollte die große Mehrheit der MS-Betroffenen den Namen ihrer Krankheit so früh wie möglich wissen. Sie waren ganz versessen darauf, soviel wie möglich über MS zu erfahren, um in der Lage zu sein, bezüglich der Zukunft eigene Entscheidungen zu treffen. Viele hatten das Gefühl, daß sie das Recht hätten, über ihre eigene Krankheit informiert zu sein und die eigene Behandlung zu bestimmen.

Weicht die Meinung des Arztes von den Wünschen des Patienten ab, wird die Entscheidung für den Arzt zu einer moralischen Frage. Der Arzt kann sich nur selten sicher sein, daß er genau weiß, was der Patient wirklich will. Auf diese Fragen gibt es keine einfachen Antworten. Sie betonen aber die Wichtigkeit für den Arzt, nicht nur den Patienten zu verstehen, sondern sich auch seiner eigenen Einstellungen bewußt zu werden. Der Arzt muß abwägen können, was die Wahrheit für den jeweiligen Patienten bedeuten könnte. Für die ärztliche Entscheidung ist es sicher richtig, die Bedürfnisse eines Menschen zu berücksichtigen. Des Arztes vordringlichste Aufgabe muß es sein, dem Patienten und dessen Familie zu helfen und ihnen Informationen und

Unterstützung in dem Maße zu geben, das sie angesichts der Anforderungen einer unsicheren Zukunft benötigen.

Information und Unterstützung

Kann die Kommunikation zwischen Arzt und Patient verbessert werden? Die Aufklärung über eine verheerende Diagnose oder Prognose ist nicht nur eine Frage der Informationsübermittlung, sondern auch des Aufbauens einer tragfähigen Beziehung. Zur Zeit des emotionalen Schocks kann in der sterilen Atmosphäre eines Sprechzimmers nur unzulänglich informiert werden. Die Menschen vergessen oft das, was ihnen unter solchen Umständen gesagt worden ist und leugnen manchmal sogar, daß ihnen die Diagnose überhaupt mitgeteilt worden ist!

MS zu diagnostizieren bedeutet nicht nur, die Betroffenen über die Tatsachen aufzuklären, sondern auch ihren emotionalen Bedürfnissen gegenüber feinfühlig zu sein und entsprechend darauf zu reagieren. Es ist oft am besten, wenn der Patient mit einem nahen Verwandten gemeinsam zu einer zeitlich unbegrenzten Konsultation kommt, um zu fragen und Gefühle auszudrücken. Sie müssen die Gelegenheit haben zurückzukehren, um mehr Informationen und Unterstützung zu bekommen. Das Verarbeiten von Gefühlen wie Schock, Angst, Wut und Traurigkeit in jedem Stadium der Erkrankung dauert einige Zeit. Einige Menschen müssen einen Teil der Wahrheit leugnen, bis sie die volle Wahrheit ertragen können. Es bedarf einiger Fähigkeiten, um einschätzen zu können, wieviel jemand zu einem bestimmten Zeitpunkt wirklich wissen will. Man sollte die Wahrheit niemandem aufdrängen, genausowenig wie man sie jemandem völlig vorenthalten sollte.

Wer soll es sagen?

Unter denjenigen von uns, die MS haben, wird oft die Frage diskutiert, ob der Neurologe oder der praktische Arzt die geeignetere Person sei, um einen Patienten über die Krankheit aufzuklären. Jeder Fall ist einmalig und wird von den umgebenden Umständen beeinflußt.

Für einen Neurologen ist es oft richtig, jemandem zu sagen, daß er MS hat oder daß ein MS-Verdacht besteht, und ich weiß, daß viele Neurologen dies als ihre Aufgabe ansehen. Aber das ist nur befriedigend, wenn der Neurologe dem Patienten und seiner Familie die Möglichkeit zu mehreren Konsultationen anbieten kann. Nur unter solchen

Umständen haben sie die Gelegenheit, den Neurologen zu fragen, ihre Gefühle zu verarbeiten und die nötige emotionale Unterstützung sowie Informationen wahrzunehmen. In vielen Fällen wird es der praktische Arzt sein, der die nötige Zeit und Fähigkeit hat, besonders dann, wenn für ihn als Hausarzt bereits eine Beziehung zu dem Patienten besteht.

Unabhängig von der Entscheidung der Ärzte ist es wichtig, daß die praktischen Ärzte mit den Neurologen eng zusammenarbeiten und daß sie sich ihrer individuellen Verantwortung voll bewußt sind. Unglücklicherweise ist das nicht immer der Fall, so daß die Patienten das Gefühl haben, haltlos, umgeben von Abgründen dahinzutreiben.

Die Familie

Wenn ein Familienmitglied MS hat, ist die ganze Familie betroffen; Kinder können sehr zur Ängstlichkeit neigen und suchen manchmal, wenn ihre Bedürfnisse übersehen werden, nach Aufmerksamkeit und neigen zu Störungen. Man sollte ihnen die Tatsachen erklären. Wenn sie an größeren Familienentscheidungen beteiligt werden, fühlen sie sich nicht ausgeschlossen und grollen nicht.

Der Trauerprozeß, der mit dem Verlust der Gesundheit und der Zukunftssicherung verbunden ist, kann lange dauern. Die Patienten und ihre Verwandten müssen ihre natürlichen Gefühle ausdrücken können. Das kann für diejenigen, die mit ihnen arbeiten oder leben, schmerzlich sein. Wenn dieser Prozeß blockiert wird, besteht die Gefahr, daß es zu persönlichen oder beziehungsmäßigen Schwierigkeiten kommt, die zu einem späteren Zeitpunkt psychiatrischer Hilfe bedürfen.

Dem Patienten und den Verwandten «die Wahrheit zu sagen», ist eine elementare Übung des Beraters. Gebraucht werden Verständnis für psychologische Prozesse, Bewußtheit und Fähigkeiten im Umgang mit Menschen. Aber der Arzt hat nicht immer genügend Zeit oder die erforderliche Ausbildung. Oft kann eine Krankenschwester oder ein Sozialarbeiter unter diesen Umständen helfen. Diese(r) ist vielleicht auch eher in der Lage, für regelmäßige Folgetreffen, die für einen MS-Diagnostizierten so wichtig sind, zur Verfügung zu stehen. Um zu einer zufriedenstellenden Lösung zu gelangen, müssen alle Beteiligten die Rolle jedes einzelnen verstehen; außerdem sind gegenseitiges Vertrauen und Anerkennung notwendig.

Die Verantwortung des Patienten

Auch die Patienten sind für die Kommunikation mit ihrem Arzt verantwortlich. Ärzte sind keine Hellseher und können nicht wissen, was ihre
Patienten bewegt, außer, wenn diese Fragen stellen und ihre Ängste
ausdrücken. Ein schon langfristig von MS Betroffener wird manchmal
zu einem Fachmann für die Krankheit und ist enttäuscht von einem
Arzt, der nur begrenzt Erfahrung hat. Das belastet die Beziehung, aber
es ist unfair, von einem praktischen Arzt zu erwarten, daß er alles über
MS weiß, wenn er nur ein oder zwei Patienten mit dieser Krankheit in
seiner Praxis hat. Aus ähnlichen Gründen können auch diejenigen, die
für die MS-Gesellschaft arbeiten, von dem ansässigen Arzt enttäuscht
werden.

Einige Ärzte sind bereit, ihr unvollständiges Wissen über MS zuzugeben und das mögliche Fachwissen der MS-Patienten anzuerkennen.
Eine Frau erzählte mir von der Reaktion ihres praktischen Arztes auf
ein Schreiben des konsultierten Neurologen, das die Diagnose MS
bestätigte: Er las den Brief mit ihr gemeinsam und sagte: «Ich weiß
wirklich nicht viel über MS; wir müssen sehen, was wir zusammen tun
können.» Und genau danach haben sie sich seither immer gerichtet,
zum großen Nutzen für beide, wie ich sicher annehme! Ähnliches sagte
ein anderer Arzt zu seinem Patienten, als es um den Umgang mit
Komplikationen der MS ging: «Sie sind der Experte, sagen Sie mir, was
Sie über dieses Problem wissen, und ich werde mein Bestes tun, um zu
helfen.»
Diese ermutigenden Reaktionen unterscheiden sich stark von einer
Antwort, die ein anderer Patient erhielt, als er fragte, ob es wohl
sinnvoll sei, sich mit einem anderen MS-Betroffen zu treffen. Der Arzt,
in diesem Fall der konsultierte Neurologe, antwortete: «Seien Sie doch
nicht so dumm! Als nächstes werden Sie dann an die MS-Gesellschaft
schreiben und um Informationen bitten.» Nutzlose Antworten wie
diese gibt es allzu häufig. Recht regelmäßig höre ich Geschichten dieser
Art sowohl aus Großbritannien als auch aus anderen Ländern.

Die MS-Betroffenen und ihre Familien können es lernen, die Verantwortung für ihre medizinische Betreuung und Behandlung mit ihren
Ärzten gemeinsam zu übernehmen. Das Verhältnis zwischen Arzt und
Patient ist mal mit dem zwischen einem Elefanten und seinem Mahut
(Elefantenführer) verglichen worden. Der Elefant ist eine starke, mäch-
tige und nützliche Kreatur, kann aber bei falscher Führung eben aus
diesen Gründen gefährlich werden. Es ist wichtig, daß der Mahut
darauf achtet, daß der Elefant sich nicht überschlägt oder sich an den

falschen Stellen niederläßt und daß eine Elefantengruppe nicht versehentlich in Panik gerät!

Entsprechend muß der Patient seine «medizinischen Ratgeber» führen, um den optimalen Nutzen durch sie zu haben. Damit diese Partnerschaft gelingt, müssen beide, sowohl der Arzt als auch der Patient, sich bemühen, den anderen zu verstehen und anzuerkennen.

Verbesserte Kommunikation

Es gibt Möglichkeiten, einige der Mißverständnisse zwischen Arzt und MS-Betroffenen zu verhindern. Als erstes müssen wir den Medizinern die besonderen psychologischen Bedürfnisse von MS-Betroffenen genau erklären. Insbesondere sollten wir unsere Unzufriedenheit darüber äußern, daß beratenden Fähigkeiten in allen Phasen der medizinischen Ausbildung wenig Beachtung geschenkt wird. Der Umgang mit MS-Betroffenen kann schwierig sein, aber es ist letztlich die Aufgabe des Arztes, Probleme zu überwinden und zu verstehen, da sie oft aufgrund des Verhalten eines Menschen angesichts einer beängstigenden, verwirrenden Krankheit entstehen. Tatsächlich kann die Krankheit manchmal selbst direkt psychologische Symptome verursachen, wie Gedächtnisschwäche, Reizbarkeit, Stimmungsschwankungen und in ernsten Fällen Demenz (geistiger Verfall, Anm. d. Übers.).

Zum zweiten können die MS-Gesellschaften versuchen, durch Ausbildung des eigenen Personals den Mangel an verfügbarer Beratung zu kompensieren. Wenn die Mitarbeiter ihre eigenen beratenden Fähigkeiten erweitern, können sie besser mit den psychologischen Problemen umgehen. Ratschläge zu Hilfsmitteln und Ferien oder Anbieten derselben sind zwar wichtig, aber sicherlich nicht ausreichend. Einige MS-Betroffene könnten als Berater ausgebildet werden. Die weitere Entwicklung von Selbsthilfegruppen, die in den vergangenen Jahren so erfolgreich waren, könnte unterstützt werden. Mancherorts geschieht das bereits.

Zum dritten können wir alle die Betroffenen stärker darin unterstützen, den Ärzten entgegenzutreten und ihre Bedürfnisse zu verdeutlichen. Wir können sie dazu ermutigen, mehr zu fragen und sich zu beschweren, wenn sie mit dem gebotenen Service unzufrieden sind. Vielleicht könnte es mehr Treffen von hauptberuflichen und ehrenamtlichen Helfern geben. In diesem Bereich müssen die MS-Gesellschaften eine wichtige Funktion übernehmen. Ich würde es begrüßen, wenn die örtlichen Gruppen mehr Verantwortung für die Verbindung mit den Medizinern übernähmen.

Die emotionalen und sozialen Schwierigkeiten, die MS-betroffene Familien durchleben, führen oft zu mehr Schmerz und Leid als die physischen Auswirkungen der Krankheit. Sowohl diejenigen, die als MS-betroffen diagnostiziert wurden, als auch die, die helfen wollen, müssen diese emotionalen Faktoren besser verstehen lernen. Die Kommunikation wird sich nur verbessern, wenn die Ärzte und die, denen sie helfen wollen, die Ängste und Vorurteile überwinden, die ihre Beziehung so oft zu erschweren scheinen. Als letzter Ausweg bleibt immer noch der Wechsel zu einem anderen Arzt.

5. Ermüdbarkeit und psychologische Probleme

Jeder, ob gesund oder krank, kennt Müdigkeit, aber für MS-Betroffene hat sie eine besondere Bedeutung. Während bei den meisten Menschen die Müdigkeit durch Erschöpfung und Schwäche der Muskeln nach Übungen und Anstrengungen bedingt ist, ist bei vielen MS-Betroffenen auch das Nervensystem beteiligt.

Die Ursache der MS-Ermüdbarkeit kennt man nicht genau. Möglicherweise wird es für die Nervenimpulse schwieriger, sich entlang der entmarkten Nervenfasern fortzusetzen, so daß die Stärke der Impulse stark vermindert wird. Sowohl sensorische als auch motorische Nerven können zu Schwäche, zu einem müden, schweren Gefühl der Muskeln, zu mangelhafter Koordination und zu Zittrigkeit führen. Ermüdung der sensorischen Nerven, die uns sehen, hören, schmecken und riechen lassen und es uns ermöglichen, beim Ertasten von Gegenständen Unterschiede zu spüren, kann zu Problemen mit einem oder mehreren dieser Sinne führen. Wenn wir müde sind, erleben wir nicht nur Schwere; auch die Sicht kann verschwimmen, Taubheit oder andere Schwierigkeiten des sensorischen Systems können auftreten.

Ermüdung bei MS ist zumeist eine Folge von Anstrengungen; sie kann aber auch aus anderen Gründen auftreten. Man hat herausgefunden, daß die Müdigkeit auch durch eine schwere Mahlzeit, durch Rauchen und Hitze, zum Beispiel durch ein heißes Bad, verursacht werden kann. Letzteres ist eine so verbreitete Erscheinung, daß ein «Test des heißen Bades» für MS entwickelt wurde.

Viele MS-Betroffene fühlen sich nach einem heißen Bad viel schlechter, sehen vielleicht verschwommen, spüren allgemeine Schwäche und haben beim Laufen größere Schwierigkeiten. Die meisten fühlen sich besser, wenn es kühl ist, aber einige klagen über schnellere Ermüdbarkeit, wenn ihnen kalt ist. Die zusätzlichen Symptome, die nach einem heißen Bad oder bei Müdigkeit auftreten, sind vorübergehend, so daß kein Langzeitschaden entsteht.

Im Laufe von vierundzwanzig Stunden schwankt unsere Körpertemperatur. Nachmittags liegt sie etwa ein halbes °C höher als am frühen Morgen. Deshalb sind viele MS-Betroffene am späten Nachmittag sehr müde und müssen unter Umständen um diese Tageszeit eine Pause einlegen.

Wie ich feststellte, kann die Müdigkeit nach erfolgter Anstrengung eine frühe Erscheinungsform der MS sein. Ich erinnere mich, daß auch ich zu Beginn der Erkrankung einen Schmerz in meinem linken Auge verspürte, der mit einem seltsamen Gefühl am Rande meines Gesichtsfeldes verbunden war. Ich schaute nach oben, aber da war nichts. Wenn man ermüdet ist, können alte Symptome wiederkehren. Nach einer Anstrengung oder einem heißen Bad können Symptome, die man während eines vorhergehenden Schubes erlebt hat, wieder auftreten. Manchmal fragt man sich, ob man einen weiteren Schub hat. Eines Nachts blieb ich sehr lange auf, und als ich mich schlafen legte, bemerkte ich starken Schwindel. Ich dachte «Oh nein, nicht wieder ein Schub!». Es war keiner. Ich war einfach sehr müde, und der Schwindel war durch die Müdigkeit bedingt. Er verschwand rasch.

Die MS-Müdigkeit scheint schneller aufzutreten als gewöhnliche Müdigkeit. Wenn ich beispielsweise im Garten zu graben beginne, fange ich recht munter an, fühle mich aber nach drei oder vier Minuten tatsächlich schon recht erschöpft. Ich fragte mich, was zum Teufel los sei, und meine Frau dachte, daß ich mich um die Arbeit zu drücken versuchte! Wenn ich keine MS gehabt hätte, wäre ich fähig gewesen, etwa eine Stunde im Garten zu graben, bis ich müde geworden wäre. Auch die Erholung von der MS-Ermüdung dauert wesentlich länger als die von einer normalen Müdigkeit. Wenn ich ein heißes Bad genommen oder mich zu sehr angestrengt habe, muß ich mich mindestens eine halbe Stunde hinlegen, um mich zu erholen.

Nach Anstrengung oder Überhitzung wird bei einigen Leuten die Sprache schlechter, oder die Müdigkeit führt zu einem Prickeln und Kribbeln in Händen und Füßen. Die Unterschiede von Mensch zu Mensch sind sehr groß, so daß der eine MS-Betroffene nach Anstrengung oder nach heißen Bädern viel weniger ermüdet ist als ein anderer.

Abbildung 3 verdeutlicht, wie die Anzeichen und Symptome durch Anstrengung, Überhitzung oder Infektionen verstärkt werden. Dreieck A stellt den Zustand «vorher», Dreieck B den Zustand «nachher» dar. Die Spitze des Dreiecks A steht für die Anzeichen, die ein Neurologe bei seiner Untersuchung bemerkt (verstärkte oder veränderte Reflexe, Schwäche, mangelhafte Koordination). Der mittlere Dreiecksabschnitt stellt die «Symptome» dar, die man selber bemerkt – Schwere der Glieder; verschwommene Sicht, Prickeln in den Fingern. Es kommt vor, daß es für diese Symptome keine entsprechenden Anzeichen gibt, die der Neurologe bemerkt. (Bis zu einem gewissen Grade habe ich meinen Glauben an die Neurologen verloren, weil sie mir oft erzählten, daß mir nichts fehle und daß meine Symptome gänzlich verschwinden würden. Man versicherte mir mehrmals, daß mein Sehvermögen normal sei, aber subjektiv wußte ich, daß dem nicht so war. Man versicherte mir auch, daß das Prickelgefühl in meiner Hand vergehen würde, was nicht ganz geschehen ist.)

An der Basis des Dreiecks wird ein großer Bereich «beschwerdefreie Zone» genannt. Auch dieser Teil stellt eine Schädigung der Isolations-

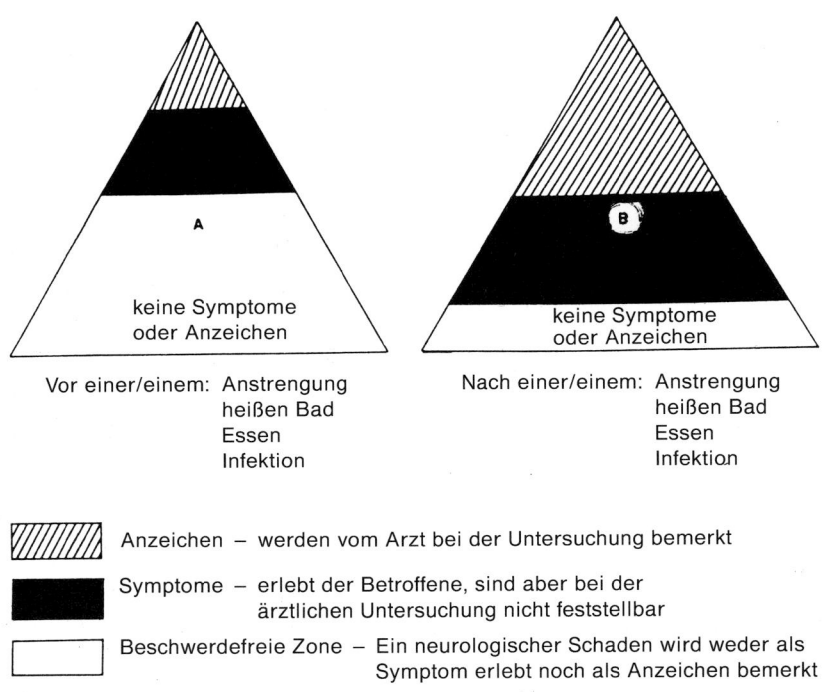

Vor einer/einem: Anstrengung
                   heißen Bad
                   Essen
                   Infektion

Nach einer/einem: Anstrengung
                   heißen Bad
                   Essen
                   Infektion

Anzeichen – werden vom Arzt bei der Untersuchung bemerkt

Symptome – erlebt der Betroffene, sind aber bei der ärztlichen Untersuchung nicht feststellbar

Beschwerdefreie Zone – Ein neurologischer Schaden wird weder als Symptom erlebt noch als Anzeichen bemerkt

Abb. 3: Merkmale und Wirkungen der MS-Müdigkeit
        – bestimmte Ereignisse verstärken die Symptome

schicht, des Myelins, dar. Wenn wir MS haben, gibt es in unserem Gehirn und Rückenmark viele Entmarkungsherde, die aber nicht automatisch zu irgendwelchen Symptomen oder Anzeichen führen; die beschwerdefreie Zone repräsentiert also den Myelinschaden, der zur Zeit weder zu fühlbaren Symptomen noch zu Anzeichen, die der Neurologe entdecken kann, führt.

Dreieck B verdeutlicht das, was nach einer Anstrengung oder einem heißen Bad geschehen kann. Der neurologische Schaden, den die

Krankheit verursacht, wird nun für den/die Betroffene(n) spürbarer. Vielleicht fühlt er oder sie sich viel schwächer oder erschöpfter, das Sehvermögen kann schlechter werden. Genau wie Kribbelgefühle können auch depressive Gefühle der Erschöpfung auftreten, so als wenn man eine Erkältung hat.

Entsprechend ist die Zone der Symptome in Dreieck B viel größer und verdeutlicht, weshalb der Test des heißen Bades bei der Untersuchung der Multiplen Sklerose sinnvoll ist. Wenn man fühlt, daß etwas unstimmig ist, bei der Untersuchung aber keine neurologischen Anzeichen vorhanden sind, kann der Test des heißen Bades angewendet werden. Sofern nach dem Bad Anzeichen auftreten, kann der Neurologe sagen «Ja, da sind Anzeichen für MS. Ein neurologischer Schaden ist vorhanden.»

Wie man sieht, gibt es auch in Dreieck B die beschwerdefreie Zone, sie ist aber kleiner als in Dreieck A. Der Betroffene spürt die Schädigung, die in der beschwerdefreien Zone zwar vorhanden ist, normalerweise aber unbemerkt bleibt. Es kommt tatsächlich vor, daß bei einigen Menschen die Anzeichen und Symptome der Multiplen Sklerose während ihres ganzen Lebens unbemerkt bleiben. Ein schweizerischer Pathologe entdeckte bei der Sektion vieler Menschen, daß bei etwa einem von fünf MS-Betroffenen klinisch nicht die Diagnose gestellt worden war. Niemand, einschließlich der Betroffenen, wußte, daß sie MS hatten. Wenn ihr Zustand durch ein Dreieck dargestellt würde, sähe man eine große beschwerdefreie Zone. Vielleicht zeigten sich einige leichte Symptome, wenn sie müde oder krank waren, vielleicht traten nie irgendwelche Anzeichen auf. Bei einigen von ihnen wurde vielleicht eine andere Diagnose als MS gestellt.

Fassen wir zusammen: Wenn wir müde werden, verschiebt sich unsere Position im Dreieck. Die Symptome werden deutlicher, die Anzeichen der Krankheit werden für den Beobachter offensichtlicher.

Probleme, die die MS-Müdigkeit mit sich bringt

Unglücklicherweise kann die rasche Ermüdbarkeit vielerlei Probleme mit sich bringen – physische, psychologische, familiäre und soziale. Die physischen Probleme sind vielleicht anfangs die deutlichsten. Zum Beispiel kann ein Handwerker dieselbe Arbeit nicht mehr ausführen, ohne müde und erschöpft zu werden. Genauso kann die Ermüdbarkeit in anderen Bereichen des Lebens zu Problemen führen. Vielleicht wird es schwieriger, auf kleine, lebhafte Kinder aufzupassen; vielleicht wird es unmöglich, das Sexualleben so wie vorher fortzusetzen.

Wenn die Diagnose nicht frühzeitig gestellt wird, können psychologische Probleme auftreten. Die Leute fragen sich, was es mit diesen seltsamen Gefühlen auf sich habe, die sie verspüren, wenn sie müde sind. Sie fragen sich, warum die Symptome aufträten, warum der Arzt sage, daß ihnen nichts fehle und warum er nach mehreren Konsultationen bei demselben Arzt meine, sie seien neurotisch! Es kann vorkommen, daß MS-Betroffene in frühen Krankheitsstadien zu psychiatrischen Fällen abgestempelt werden. In manchen Fällen schreitet die MS nicht fort, äußert sich nur in Ermüdbarkeit oder verschwommenem Sehen und wird deshalb vielleicht nie diagnostiziert.

Selbst nach der Diagnosestellung ist es für den Hausarzt schwierig, die subjektiven Aspekte zu verstehen, nämlich die Symptome, die wir bemerken. Neurologen behandeln mehr MS-Betroffene als praktische Ärzte, aber sie sehen sie nicht regelmäßig, so daß sie nicht den ganzen Menschen in seiner Persönlichkeit richtig kennenlernen. Deshalb können auch Neurologen aus verschiedenen Gründen bei der Unterscheidung zwischen Ermüdbarkeit und der Reaktion auf eine chronische Erkrankung wie MS – Depressionen oder Ängste – versagen.

MS-Betroffene sind oft deprimiert und voller Sorge um das, was geschieht. Das ist eine natürliche Reaktion, aber unglücklicherweise sind die Symptome der Angst und Depression denen der Ermüdbarkeit ähnlich. Man verspürt Schwere, einen Mangel an Energie, ein Gefühl der Erschöpfung. Wer kann bestimmen, was Angst und Depression und was MS ist? Man kann es sehr schwer sagen, was ich selbst erlebt habe, als ich alle diese Dinge gleichzeitig erfuhr. Es führt dazu, daß man sich um so mehr fragt, was los ist, je deprimierter man wird. Bis man die Gefühle mit Hilfe und Verständnis – vielleicht durch ein Gespräch mit jemandem, der auch MS hat – sortiert hat, muß man mit vielen Ängsten fertigwerden. Ich glaube, daß die Möglichkeit für MS-Betroffene, ihre Erfahrungen zu teilen, eine der Vorzüge von Selbsthilfegruppen ist. Nachdem man mit anderen gesprochen hat, ist man oft erleichtert und weiß, daß die eigenen Gefühle normal sind; man ist nicht der psychiatrische Fall, der zu sein man selbst befürchtete!

Viele MS-Betroffene haben mir erzählt, daß Freunde oder Verwandte sie auf ihr gutes, gesundes Aussehen angesprochen haben. «Bist du sicher, daß du MS hast? Du siehst so gut aus.» Bei solchen Gelegenheiten fühlt sich der MS-Betroffene oft schrecklich, derartige Kommentare lösen bei ihm Ärger, Verletztheit und das Gefühl, nicht verstanden zu werden, aus. Eventuell fühlt er sich auch schuldig und reagiert entschuldigend, oder er streitet den wahren Sachverhalt, krank zu sein, gänzlich ab.

Ich erwähnte bereits, daß durch die Ermüdbarkeit Probleme in Beziehungen auftreten können. In meinem Fall beklagte sich Penny (meine Frau) darüber, daß ich versuchen würde, die Gartenarbeit zu umgehen. Meine Müdigkeit konnte ich nicht verstehen oder akzeptieren, so daß ich darauf bestand, es mit der Gartenarbeit zu versuchen. Dann fand ich aber heraus, daß ich einfach eine Zeitlang sitzen oder liegen mußte. Als wir mit anderen MS-Betroffenen sprachen, merkten wir, daß das, was geschah, ganz normal war. Jetzt haben wir Vereinbarungen getroffen. Sie erledigt die praktischen, manuellen Arbeiten im Haus, ich den Papierkrieg und Dinge, die nicht so viel körperliche Anstrengung erfordern. Wir haben uns angepaßt: Ich habe meine Rolle verändert, sie die ihre. Ich glaube, daß es sehr wichtig ist, die Rollenveränderungen von vornherein in Angriff zu nehmen und daß die Leute dazu ermutigt werden sollten, die Rollen realitätsbezogen zu verändern. Das erfordert Verständnis von allen Familienmitgliedern, nicht nur von dem/der MS-Betroffenen.

Rollenveränderungen betreffen auch das Sexualleben. Wenn der sexuell aktivere Partner MS bekommt, kann es nötig werden, daß der andere Partner aktiver wird. Sonst kann die Freude an sexuellen Beziehungen beeinträchtigt werden oder gänzlich aufhören. Wenn die Partner sich gegenseitig nicht verstehen, können dadurch sogar Ehen zerbrechen. Der Partner ohne MS kann denken, daß der/die andere kein Interesse mehr habe. Schon bei gesunden Menschen treten in bezug auf das Sexualleben viele Probleme auf, so ist es nicht verwunderlich, daß auch MS-Betroffene Probleme damit haben.

Wie kann geholfen werden?

Das Wichtigste, um die Wirkungen der Ermüdbarkeit zu mildern, ist meiner Meinung nach *Verständnis*. Man muß sich klarmachen, daß Müdigkeit auftreten kann und daß sie ein wesentlicher Bestandteil der Erkrankung an MS ist. Nicht nur für uns ist es wichtig, das zu verstehen, sondern auch für unsere Verwandten und Arbeitgeber, um uns bei entsprechenden Regelungen unserer Lebensweise behilflich zu sein. Es ist wichtig, daß wir unsere Gefühle und Sorgen zum Ausdruck bringen und mit anderen MS-Betroffenen, die Müdigkeit erlebt haben, sprechen, damit wir einschätzen können, inwieweit sie uns betrifft. Ich glaube, daß es auch für diejenigen, die im Gesundheitswesen arbeiten, wie Krankenschwestern, Ärzte, Krankengymnasten und Ergotherapeuten wichtig ist, die Ermüdbarkeit zu verstehen. Sie müssen berücksichtigen, daß die MS zur Müdigkeit führen kann, die sich bei verschiedenen Menschen unterschiedlich stark äußert. Daher muß die Weiterbildung für die im Gesundheitswesen Beschäftigten fortgesetzt werden.

Ich halte es für wesentlich, daß wir körperlich fit bleiben. Die geschädigten Nerven können wir außer durch Vermeidung heißer Bäder kaum beeinflussen, aber in den Grenzen unserer körperlichen Möglichkeiten können wir uns fit halten. Sie werden wohl nicht von mir erwarten, daß ich Leichtathletik, z.B. Laufen empfehle – man kann sich anders trainieren. Man darf es nicht übertreiben, aber es sollte ausreichen, um eine gute Kondition zu behalten. Jede(r) sollte sich ein ausgewogenes Programm zurechtlegen, das seinen oder ihren Vorlieben entspricht – Schwimmen, Yoga, Gymnastik u.a. Ich habe für mich herausgefunden, daß mir regelmäßige, recht eifrige Übungen zweimal täglich, gefolgt von einer kurzen Pause, am besten bekommen. Der körperliche Zustand wird durch Einhalten einer vernünftigen Diät, durch das Aufgeben des Rauchens oder nötigenfalls durch Abnehmen noch verbessert.

Man muß die Arbeit, die sozialen Ereignisse und die langen Abende so planen, daß nicht alles auf einmal kommt. Unglücklicherweise läßt sich das in der Praxis nicht immer gut organisieren. Ich gehe manchmal an jedem Abend in der Woche aus. Ich weiß, daß ich Gefahr laufe, einen Schub auszulösen, aber es ist sehr schwierig, vorzeitig zu planen. Wir brauchen jedoch Willenskraft und müssen «nein» sagen können. Mäßigung muß der Weg sein, so daß man sich nicht überfordert, sich aber auch nicht ausschließt und unterfordert.

Es gibt auch einige spezifische Aktivitäten, die man anwenden kann, um mit der Müdigkeit umgehen zu können. Krankengymnastik kann hilfreich sein, um nach einem Schub den Gebrauch der Muskeln wieder zu erlernen. Auch Übungen für die Koordination sind wichtig. Ebenso kann Yoga hilfreich sein; aber es ist auch eine Art Schulung, eine Disziplin. Eine der wichtigsten Yoga-Regeln besagt, daß man nie etwas tun sollte, was die eigenen Fähigkeiten übersteigt. Yoga hat absolut nichts mit Wettkampf zu tun. Man geht an die eigene Grenze und nicht weiter, daher ist es für MS-Betroffene wie maßgeschneidert. Ich möchte eine Frau zitieren, die seit einiger Zeit Yoga praktiziert hat:

«Ich weiß natürlich, daß Yoga meine durch MS irreparabel geschädigten Nerven und Muskeln nicht regenerieren wird, aber sicherlich hilft es mir, einen besseren Allgemeinzustand zu erlangen als vorher. Die

Atem- und Entspannungsübungen haben meinen Geist beruhigt und lassen mich fröhlicher aussehen. Durch Yoga habe ich wieder Interesse am Leben bekommen, und ich habe neue Gesichter, nette und freundliche Menschen kennengelernt.»

Das ist genau die richtige Erklärung. Yoga hat keinerlei Einfluß auf die geschädigten Nerven, aber es ist ein Weg, fit zu bleiben. Wenn man in eine Gruppe geht, übt man regelmäßig. Auf das Thema Yoga und MS werde ich in einem späteren Kapitel genauer eingehen.

Die Kombination von Yoga mit einem Ruhe-Übungs-Programm der traditionellen Art kann ein guter Weg sein, um das Leben einzuteilen. Sie ist Bestandteil meines Tagesablaufes. Ich kann nicht von mir behaupten, ein tugendhaftes Vorbild zu sein, aber jeden Morgen verbringe ich etwa vier Minuten mit Liegestützen und Yoga, und abends mache ich weitere vier Minuten dasselbe. Das sind täglich nur acht Minuten, aber ich mache es regelmäßig jeden Tag. Wenn man die Zeit im Laufe eines Monats addiert, ist es ein ganz beträchtliches Übungspensum. Wichtig ist nicht die Dauer, sondern die Regelmäßigkeit der Übungen.

Einige Leute berichten von einem weiteren Vorteil regelmäßiger Übungen, der Abnahme der Muskelspasmen. Ein Spasmus tritt dann auf, wenn sich ein Muskel stark kontrahiert (anspannt, Anm. d. Übers.) und sich nicht entspannt. Spasmen können recht schmerzhaft sein. Bei manchen Menschen treten sie als Begleiterscheinung der Müdigkeit auf. Wenn Sie also eine regelmäßige Lebensweise mit Übungen und Pausen einhalten, können Sie diese spezifische Komplikation vermeiden. Auch bestimmte Medikamente können bei der Vermeidung von Muskelspasmen hilfreich sein.

Zusammenfassend kann man sagen, daß die Ermüdbarkeit zwar ein Symptom der Multiplen Sklerose ist, daß man aber bei ausreichendem Verständnis Wege finden kann, mit ihr zu leben. Die Ermüdbarkeit kann als übergroße Erschöpfung (Müdigkeit) erlebt werden oder als sensorische Störungen – verschwommenes Sehen, verwaschene Aussprache, Kribbeln, Taubheit. Die Ermüdbarkeit kann nach Anstrengungen, Hitze, Infektionen oder nach zu reichlichem Essen auftreten. Tritt die Müdigkeit auf, verstärken sich die Anzeichen und Symptome der MS. Wenn die Ermüdbarkeit nicht erkannt und verstanden wird, glauben die Familien, Freunde und Arbeitgeber der MS-Betroffenen, diese hätten psychologische Probleme. Das Gespräch mit anderen MS-Betroffenen ist eine gute Methode, um die Probleme, die die Ermüdbarkeit mit sich þringen kann, zu verstehen und um Wege zu erlernen, diese Probleme zu meistern. Ein regelmäßiges Übungsprogramm ist hilfreich, um fit zu werden und zu bleiben. Mäßigung ist der Schlüssel zu einem erfüllten, glücklichen Leben, aber gelegentlich geben die Extreme dem Leben die Würze.

Unsichtbare Symptome

Für nicht von MS Betroffene ist die Ermüdbarkeit vielleicht das am schwersten verständliche Symptom, aber es gibt noch viele andere Symptome, die nicht sichtbar sind, obwohl sie für denjenigen, der sie erlebt, sehr real sind. Ich selbst merke oft, daß die Mitmenschen nicht wirklich verstehen, daß ich verschwommen sehe, blinde Flecken in beiden Augen habe und die Farbe Rot verblaßt. Sie meinen oft, ich benötigte eine Brille, und der Versuch, ihnen die Entstehung meiner Sehschwierigkeiten und die Tatsache, daß meine Augen vollkommen in Ordnung sind, zu erklären, ist erstaunlich schwierig. Die Störung betrifft meine Sehnerven, die meine Augen mit meinem Gehirn verbinden, und auch die stärkste Brille würde nichts ändern!

Ich habe auch Taubheit und den Verlust des Lageempfindungsvermögens in meinem Arm erlebt. Das führte dazu, daß ich Kaffee und anderes über mich selbst schüttete und daß ich mich ungeschickt verhielt, was sehr unangenehm ist. Ein anderes unsichtbares Symptom, das ich bereits beschrieb, bezieht sich auf meine Blase. Es gibt Zeiten, in denen ich sehr oft, manchmal in rascher Folge, zur Toilette gehe. Zu anderen Zeiten muß ich sehr plötzlich gehen. Wenn ich die Nacht nicht zu Hause verbringe, kann das zu Problemen führen. Ich befürchte dann, daß mein ständiges Betätigen des Toilettenabzuges meine Gastgeber weckt! Ich gerate in den Konflikt, entweder abzuziehen oder zu riskieren, daß andere Hausbewohner als Preis, den sie für eine ruhige Nacht bezahlen, eine riechende, nicht abgespülte Toilette vorfinden.

Viele MS-Betroffene erleben unangenehme Schmerzempfindungen, die sich in ihrer Art von Mensch zu Mensch unterscheiden – dieses Thema habe ich bereits angesprochen. Sicherlich können unsichtbare Symptome zu vielen Unannehmlichkeiten, Beeinträchtigungen und sogar Ängsten führen; bei einer Erkältung oder einem verstauchten Fuß erhalten andere Leute mehr Mitgefühl!

Psychologische Symptome

Traditionell haben die Mediziner die MS mit dem Symptom der «Euphorie» in Verbindung gebracht. Euphorie bedeutet ein Gefühl des Wohlbefindens und des Glücks, das der Schwere der Erkrankung widerspricht. Euphorie beinhaltet, daß die betreffende Person sich der ernsthaften Natur ihres Zustandes nicht bewußt ist. Ich erinnere mich, daß mir als Medizinstudent erzählt wurde, diese Euphorie sei ein großer Segen für die Patienten, weil sie als Ersatz für die grausame Krankheit diene.

Immer noch wird davon ausgegangen, daß Euphorie häufig bei Menschen, die durch die MS schwer behindert sind, aufträte. Inzwischen ist aber festgestellt worden, daß die Depression ein viel schwerwiegenderes und häufigeres Problem darstellt. Tatsächlich zeigt sich nach gründlicher Untersuchung bei Menschen, die auf den ersten Blick euphorisch wirken, daß sie stark depressiv sind.

Es ist nicht verwunderlich, daß viele MS-Betroffene aufgrund der erschreckenden und oft fortschreitenden Krankheit deprimiert sind. Die auftretende Depression ist weitgehend verständlich als ein natürlicher Trauerprozeß; es wäre anomal, wenn wir uns mit unserer MS nicht traurig und ärgerlich fühlten.

Trotzdem gibt es einige MS-Betroffene, die eine tiefe, lang anhaltende Depression durchleben. Diese spricht auf Beratung nicht an und erfordert unter Umständen psychiatrische Behandlung, möglicherweise unter Verwendung von antidepressiven Medikamenten. Solche Depression wird direkt mit einem neurologischen Schaden in Verbindung gebracht und ist somit Teil des Krankheitsprozesses. In seltenen Fällen zeigt sich die MS zunächst als depressive Erkrankung oder durch andere psychiatrische Probleme, die physischen Auswirkungen der Krankheit treten dann später auf.

Emotionale Labilität und Stimmungsschwankungen

Nicht selten bemerken MS-Betroffene, daß sie die Kontrolle über ihre Gefühle teilweise verlieren. Manchmal weinen oder lachen sie bei geringen Anlässen, und sie bekommen Angst vor solchen Überreaktionen im Beisein anderer. Das ist unangenehm und führt eventuell zum sozialen Rückzug und zur Isolation. Manchmal treten rasche Stimmungsschwankungen auf. Ein Mensch kann glücklich und kurze Zeit später traurig wirken. Das ist nicht nur für die betroffene Person, sondern auch für ihre Familie und Freunde verwirrend. Ich sprach einmal mit einem etwa fünfunddreißigjährigen MS-Betroffenen; er sagte, daß er äußerst besorgt sei, weil er manchmal ohne eigentlichen Grund zu lachen anfinge und nicht mehr aufhören könne zu lachen. Im Innersten käme er sich sehr albern vor und wäre verwirrt, tatsächlich aber leide er an einer tiefen Depression. Schließlich verübte er einen Selbstmordversuch.

Recht häufig erleben MS-Betroffene Gedächtnis- und Konzentrationsschwierigkeiten. Das verursacht sowohl für den von dem Problem Betroffenen als auch für seine Familie eine Menge Ärger; Mißverständnisse und Frustration sind die Folge.

In jedem Stadium der Krankheit können derartige Schwierigkeiten auftreten. Sie haben nicht notwendigerweise einen Bezug zu dem Grad anderer Behinderungen des Betroffenen. Ich habe oft erlebt, daß Leute in einem frühen Krankheitsstadium der MS über Gedächtnisschwierigkeiten klagen und mit der Frage, ob sie Teil der Krankheit seien oder nicht, recht beschäftigt sind. Es ist hilfreich, sich zu verdeutlichen, daß solche Erscheinungen echte Symptome der MS sind und daß sie direkt durch die MS verursacht werden. Genau wie andere Symptome können sie kommen und gehen und durch Müdigkeit, Infektionen oder Streß verstärkt werden. Das Denken von Menschen mit diesen Problemen kann bei Müdigkeit vernebelter und verwirrter werden. Einige wenige MS-Betroffene werden geistig stark behindert und sind dann unfähig, selbst leichten Anforderungen zu genügen. Das kommt meistens bei den Menschen vor, die schwer körperbehindert sind, aber nicht immer ist das so.

Manchmal wirken MS-Betroffene reizbar und überempfindlich. Insbesondere die Verwandten fühlen sich vielleicht verletzt und ungerechterweise kritisiert. Eventuell sagen sie, daß der MS-Betroffene selbstsüchtig geworden und nicht mehr dazu fähig sei, die Probleme anderer Menschen zu sehen. Für die Verwandten kann es sehr schwer sein, mit der tiefen Depression, die die MS-Betroffenen bedrücken kann, umzugehen; zu solchen Zeiten brauchen sowohl die Betroffenen als auch ihre Verwandten vielleicht Beratung und Unterstützung.

Diese direkten psychologischen Symptome sind MS-bedingt, aber sie können auch mit der emotionalen Verwirrung, die jeden betrifft, wenn eine Familie versucht, sich auf das Leben mit der Krankheit einzurichten, einhergehen. Wenn einmal geklärt ist, worauf die mit MS verbundenen Symptome beruhen, dann kann eine positive Tätigkeit zu ihrer Überwindung folgen. Beispielsweise kann es für jemanden, der Gedächtnisschwierigkeiten hat, sinnvoll sein, immer einen Notizblock griffbereit zu haben.

Das Erkennen derartiger Schwierigkeiten als MS-bedingt kann viele Schuldgefühle und Frustrationen abbauen und den Betroffenen helfen, ihre Krankheit besser anzunehmen. Aber oft gibt es bei einigen der Betroffenen Widerstände gegen die Vorstellung, daß geistige Symptome auftreten könnten. Das ist vollkommen verständlich; diese spezifischen Symptome sind unangenehm und gehören sicherlich zu den erschreckendsten und verwirrendsten Erscheinungen der ganzen Krankheit.

Ich weiß noch, daß ich meinen Neurologen zu Beginn meiner MS fragte, ob geistige Symptome auftreten könnten. Er konnte mir nicht in die Augen sehen und sagte, während er an mir vorbeischaute: «Unsinn, geistig passiert überhaupt nichts; Sie werden vollkommen normal bleiben, manchen Sie sich darüber keine Sorgen.» Er konnte mit der Möglichkeit, diese Symptome mit mir zu besprechen, nicht umgehen. Ich wußte zu dem Zeitpunkt, daß er nicht die reine Wahrheit sagte, auch wenn es, was ihn betrifft, mit den besten Absichten geschah. Bei mir war die mögliche Entstehung geistiger Symptome sicherlich eine meiner großen Sorgen. Ich lebe nun etwa zwanzig Jahre mit meiner MS und bin immer noch dazu fähig, meiner Arbeit nachzugehen und ein normales Leben zu führen. Ich hoffe, daß das viele andere Menschen ermutigt, die sich in derselben Situation wie ich befinden. Es sollte betont werden, daß viele Betroffene niemals diese direkten psychologischen Symptome erleben und daß sich ihre Behinderung allein auf körperliche Funktionen beschränkt.

6. Einen Weg mit der MS finden

Die Feststellung, daß wir MS haben, ist zumeist mit einem großen Schock verbunden. Das ist nicht anders zu erwarten; wenn wir nicht aus der Fassung gerieten, wären wir wirklich anomal. Es ist normal und natürlich, daß wir bei der Bekanntgabe der Diagnose emotional erschüttert sind, und wahrscheinlich hält die Bestürzung noch eine geraume Zeit an. Unsere Reaktion auf die MS entspricht in etwa der Erfahrung, einen geliebten Menschen durch Tod zu verlieren. Wir haben nicht einen geliebten Menschen durch Tod, sondern unsere Gesundheit durch eine Krankheit verloren. Wir haben tatsächlich einen Teil von uns, den wir sehr liebten, verloren und müssen statt dessen eine andere Identität annehmen, als «MS-Betroffene(r)» oder als «Behinderte(r)». Es ist wichtig, diesen Verlust zu betrauern, wenn wir im Endeffekt zu einer guten Einstellung gelangen wollen. Dieser Prozeß kann nicht umgangen oder überstürzt erledigt werden.

Sofern wir einen geliebten Menschen durch Tod verlieren, kann es Monate oder sogar Jahre dauern, bevor wir dazu fähig sind, den Verlust zu akzeptieren. Das gilt genauso für MS, wo es allerdings nicht so klar abgegrenzt und eindeutig ist. Wir verlieren unsere Gesundheit allmählich und langsam und können uns nie sicher sein, wie endgültig der Verlust ist. Eventuell erlangen wir unsere Gesundheit vollkommen, manchmal teilweise wieder, aber vielleicht überhaupt nicht. Diese Unsicherheit ist sehr schwer zu ertragen. Wenn wir uns gerade an ein neues Selbstverständnis gewöhnt haben, müssen wir es vielleicht schon wieder aufgeben und ein anderes annehmen.

Trauer

Es ist nicht verwunderlich, daß wir eine Zeit des Kummers und der Trauer durchleben müssen. Normalerweise sind diese Emotionen mit Gefühlen des Ärgers gepaart, und vielleicht leugnen wir sowohl vor uns selbst als auch vor anderen, daß wir die Krankheit überhaupt haben. Genau wie diejenigen, die einen geliebten Menschen verloren haben, muß der/die MS-Betroffene einen Weg mit seinem oder ihrem Zustand finden, sein oder ihr Selbstwertgefühl wiederzugewinnen und lernen, das Leben zu genießen. Dieser Prozeß nimmt Zeit in Anspruch, vielleicht einige Jahre, bei einigen Leuten dauert es länger, andere kommen schneller darüber hinweg.

Es sieht so aus, als müßten wir den Schock, den Ärger und die Traurigkeit immer und immer wieder erleben, bevor wir innerlich stark genug werden, um offen und realistisch unsere Grenzen anzuerkennen. Wenn wir dieses Stadium erreicht haben, sind wir am Anfang unseres Weges mit der MS. Einige Menschen sind in der Lage, ein Leben zu beginnen, das genauso erfüllend ist wie vorher; ein Leben, das durch das Erlebnis der Krankheit und des Leidens vielleicht an Bedeutung gewonnen hat. Andere jedoch scheinen oft keinen Sinn mehr im Leben zu sehen.

Es gibt keine Patentlösungen, aber wir müssen wie Virgil in Dantes «Inferno» das Geheimnis verstehen: der einzige Ausweg aus der Hölle liegt in deren Mitte. Wir können die Angst und Depression nur dann hinter uns lassen, wenn wir diese Gefühle zunächst akzeptieren und fähig sind, sie vor uns selbst und vor anderen zum Ausdruck zu bringen.

Auch die Verwandten erleben ähnliche Trauergefühle, wenn ein Familienmitglied MS bekommt. Gepaart mit ihrer Trauer erleben sie vielleicht schwierige Gefühle wie Schuld und Frustration bei gleichzeitigem Wunsch, stark und hilfreich zu sein. Sofern die ganze Familie mit diesen komplexen Gefühlen konfrontiert wird, ist sie unter Umständen nicht mehr zur gegenseitigen Hilfe in der Lage. Möglicherweise benötigt sie zeitweise oder langfristig Hilfe von einer außenstehenden Person.

Die mit MS verbundenen emotionalen Belastungen können zu mehr Leiden und Schmerz führen als die körperlichen Auswirkungen der Krankheit. Das gilt sowohl für den/die MS-Betroffene(n) selbst als auch für die ihm/ihr nahestehenden Personen. Der psychologische Prozeß, sich an eine neue Identität, an neue Rollen und an eine neue Lebensweise zu gewöhnen, ist oft lang und schwierig. Trotzdem erleben viele unerwartete Bereicherungen und Erfüllung in ihrem Leben. Das Leben scheint manchmal ein zufälliges, zweckloses Gebilde zu sein, dem wir einen Sinn verleihen sollen. Für die MS-Betroffenen unter uns und für unsere Verwandten stellt es eine besondere Herausforderung dar.

Anfängliche Ängste

Die ersten MS-Symptome sind oft verwirrend und verunsichernd, manchmal erscheinen sie zu der jeweiligen Zeit unwichtig. Der eine hat für eine kurze Periode Doppelbilder, während ein anderer bei besonderer Erschöpfung oder Hitze ein Kribbeln in den Füßen oder Fingern verspürt. Wiederum ein anderer mag nachmittags eine ungewöhnliche Müdigkeit erleben und muß tagsüber häufiger schlafen als gewöhnlich. Vielleicht bemerkt er auch, daß er einen Fuß nachzieht, so daß er gelegentlich strauchelt oder über Rauhigkeiten stolpert. Derartige Symptome lösen zunächst nur wenig Beunruhigung aus, es sei denn, jemand kennt sich in medizinischen Dingen gut aus oder sorgt sich in besonderem Maße um die eigene körperliche Gesundheit.

Die Situation beginnt dann beängstigend zu werden, wenn solche Symptome bestehenbleiben oder mehrere dieser Symptome gleichzeitig auftreten. Vielleicht sieht jemand ein oder zwei Wochen lang verschwommen, verbunden mit Schmerzen in einem Auge. Sechs Monate später bemerkt er, daß er einen Fuß nachzieht. Normalerweise ist jetzt der Zeitpunkt gekommen, zu dem die Leute zum Arzt gehen. Es kann sehr beunruhigend sein, wenn wir gründlich untersucht und zu einem Neurologen überwiesen werden. Jetzt kommt sowohl bei den Betroffenen als auch bei den nahestehenden Personen erstmals der Verdacht auf, daß es sich um etwas Ernstes handeln könne. Die Untersuchungen des konsultierten Neurologen im Krankenhaus oder in der Ambulanz können die Befürchtungen verstärken, besonders dann, wenn die Vermutungen und Ängste nicht mitgeteilt und artikuliert werden. Viele, die schließlich als MS-Betroffene diagnostiziert werden, sind davon überzeugt, sie hätten einen Hirntumor, und niemand würde ihnen die Wahrheit sagen. Andere vermuten, daß sie vielleicht verrückt und früher oder später in eine psychiatrische Anstalt eingeliefert würden.

Weil die frühen MS-Symptome für den praktischen Arzt manchmal wie die Symptome von Beklemmung und Depression wirken, werden unglücklicherweise vielen Patienten in diesem Stadium Tranquilizer und andere, ähnliche Medikamente verschrieben. Die Patienten fühlen, daß sie für hypochondrisch, neurotisch oder hysterisch gehalten werden. Einige werden sogar zu einem Psychiater überwiesen. Es ist nicht erstaunlich, daß sie manchmal sehr ängstlich und depressiv werden! Ich habe einige Menschen getroffen, die sogar in eine psychiatrische Abteilung eingewiesen worden waren, ehe die Diagnose «MS» gestellt worden ist.

Unter Umständen denken auch die Verwandten, daß die von frühen MS-Symptomen betroffene Person übertreibe und überreagiere, um Aufmerksamkeit auf sich zu lenken.

Die Diagnose «MS» zu stellen, ist nicht leicht. Wie ich schon in Kapitel 4 erklärte, kann es notwendig werden, verschiedene Untersuchungen über einen recht langen Zeitraum durchzuführen, um die Diagnose zu sichern. Viele von uns sind recht schockiert, wenn sie hören, daß sie MS haben, aber gleichzeitig fühlen sich viele Leute erleichtert, besonders dann, wenn sie Schlimmeres befürchteten. Diese Erleichterung mag recht kurzlebig sein, weil es nicht lange dauern wird, bis die volle Tragweite der Krankheit von der betreffenden Person bewußt erkannt wird. Anfangs ist man eventuell auch ungläubig; es kann sehr hart sein zu akzeptieren, daß etwas Entscheidendes nicht stimmt. Einige Menschen suchen krankhaft nach anderen Erklärungen und konsultieren sogar andere Ärzte.

Verleugnung

Ermutigt von ihren Verwandten, nehmen die Betroffenen oft zu allen möglichen unsinnigen Diäten und Behandlungsmethoden Zuflucht, um zu versuchen, die MS zu heilen. Vielleicht ist das ihre Art, die Realität unberücksichtigt zu lassen und zu behaupten, MS sei eine heilbare Krankheit. Unter Umständen geben sie riesige Geldsummen aus, um wirkungslose Behandlungen zu bezahlen, die sogar gefährlich sein können. Damit ist oft ein Gefühl des Ärgers der Schulmedizin und den Ärzten gegenüber verbunden. Manchmal ist der Ärger gerechtfertigt, aber zuweilen ist er übertrieben und entbehrt jedweder vernünftigen Grundlage. Wir haben das Bedürfnis, denjenigen, dessen Meinung wir lieber nicht hören wollen, abzulehnen.

Die Verleugnung der Krankheitssymptome kann unterschiedliche Wege gehen. Teilweise sind die Betroffenen nicht dazu in der Lage, vor sich selbst einzugestehen, daß sie MS haben. Es kann sehr lange dauern bis sie anderen Menschen die wahren Hintergründe ihrer Probleme mitteilen können. Daher kennen die Familien und Arbeitgeber die wahre Situation oft nicht und zeigen entsprechend geringes oder keinerlei Verständnis.

Emotionen ausdrücken können

Es ist ganz natürlich und normal, über die MS ärgerlich zu sein. Es ist aber wichtig, daß dieser Trauerprozeß mit dem Ärger und der Traurigkeit akzeptiert und ausgedrückt wird. Die Menschen brauchen das Weinen, den Ärger, die Beschuldigung Gottes und die Frage «Warum ich?».

In diesem Stadium sollten die Ärzte die emotionalen Bedürfnisse ihrer Patienten genauso berücksichtigen wie die physischen Notwendigkeiten. Vielen MS-Betroffenen kann man nichts ansehen; die Symptome, die sie erlebt haben, sind für andere fast unsichtbar. Aber es ist wichtig, ihnen die Möglichkeit zu geben, ihre Gefühle zum Ausdruck zu bringen, und zwar nicht nur den Ärger, sondern auch die Traurigkeit über den erlebten Verlust. Dazu ist nicht nur die Information, die der praktische Arzt vielleicht in seiner Praxis vermitteln kann, nötig, sondern auch die Möglichkeit zurückzukehren, um weitere Frage zu stellen. Ebenso wie das medizinische Können und die Erfahrung benötigen die Betroffenen von ihren Ärzten Mitgefühl und Zeit. Die in diesem Krankheitsstadium, wenn dem Patienten die Diagnose mitgeteilt wird, notwendigen Qualitäten des Beraters können mit drei Worten beschrieben werden: Zeit, Anteilnahme und Respekt.

Der/die Partner(in)

Die Ehefrauen und -männer von MS-Betroffenen können genauso von der Trauer ergriffen werden und derselben Hilfe und Unterstützung bedürfen wie ihre Partner. Es kann für sie tatsächlich schwieriger sein, weil sie selbst nicht an der Erkrankung leiden. Vielleicht vergessen sie die ganze Angelegenheit und leugnen das Problem für längere Zeit.

Sie müssen außerdem Schuldgefühle verarbeiten, die durch den Umstand bedingt sind, daß ihre Partner und nicht sie selber MS haben. Vielleicht versuchen sie, diesen Tatbestand durch alle erdenklichen Möglichkeiten auszugleichen. Sehr viel schwieriger wird es für sie, wenn ihnen die Diagnose mit der Anweisung mitgeteilt wurde, sie nicht weiterzusagen. Ein derartiges Geheimnis vor dem Partner zu haben, ist sehr schmerzlich und schwierig. Wenn das Geheimnis gelüftet wird, sind beide Partner oft sehr ärgerlich, wobei sich die Vorbehalte nicht nur aufeinander, sondern auch auf den Arzt beziehen. Das kann zu einer ernsthaften Zerrüttung der Beziehung zwischen Arzt und Patient und zu noch größeren Ehekrisen führen. (MS bedeutet für Ehen und

Familien eine große Belastung, im nächsten Kapitel werde ich darauf eingehen.)

Verlust des Selbstwertgefühls

Wenn man MS bekommt, büßt man nicht nur die Gesundheit ein. Eine Behinderung bedingt nicht nur Unbequemlichkeiten, Verlust der Beweglichkeit und Frustration, sie kann auch zur Arbeitslosigkeit, Verlust des Einkommens und der gesellschaftlichen Stellung führen. Jemand, der bisher als Ernährer der Familie galt, mag feststellen, daß er seine Familie nicht mehr unterhalten kann, wodurch er vielleicht sein Selbstwertgefühl und seinen Lebensinhalt verliert. Eine Mutter, die immer stolz darauf war, den Haushalt und die Familie zu versorgen, fühlt sich möglicherweise überflüssig, wenn der Haushalt und die Familie von anderen versorgt werden. Das kann verheerend sein und zu ernsthafter Depression führen, sofern ihr nicht geholfen wird, eine andere Rolle in der Familie einzunehmen und einen Weg zu finden, ihrem Leben einen anderen Sinn zu geben.

Einen weiteren Verlust bedeutet das Gefühl der Abhängigkeit von anderen: Wir sind unfähig, getroffene Entscheidungen selbständig in die Tat umzusetzen, und wie ein Kind auf seine Eltern müssen wir uns auf andere verlassen. Der Beruf ist ein wichtiger Teil des Lebens. Der Verlust der Arbeit und damit verbunden der Verlust künftiger Karriereperspektiven kann das Gefühl der Erfüllung und der Zugehörigkeit eines Menschen vernichten. Es ist eine quälende Erkenntnis, daß unsere Zukunftsperspektiven, wie z.B. die eines glücklichen Familienlebens mit mehreren Kindern oder einer erfolgreichen Karriere, sich für immer zerschlagen haben.

Die Summe dieser Verluste – sowohl solcher sekundärer Verluste als auch des vorhergehenden Verlustes der Gesundheit – führt zu grundlegenden Änderungen in unserer Selbsteinschätzung und in unseren Beziehungen zu anderen Menschen. Diese Dinge müssen verstanden und aufgearbeitet werden, bevor wir wirklich einen Weg mit der MS finden können.

Anpassung

Die Menschen gehen recht unterschiedlich mit einer Behinderung um. Einige sind körperlich stark behindert und scheinen trotzdem emotional gut damit fertigzuwerden und ein positives, erfülltes Leben zu führen. Andere sind wenig behindert und leiden trotzdem unter schwerer Depression, verbunden mit dem Gefühl, daß das Leben sinnlos geworden sei. Die Gründe für diese Unterschiede sind vielschichtig, mehrere Faktoren spielen eine Rolle.

Zum einen empfinden zwei Menschen dasselbe Symptom in unterschiedlicher Weise. Verschwommenes Sehen und Probleme beim Lesen sind für jemanden, der die Archive des Britischen Museums bearbeitet, entscheidender als für jemanden, der hauptsächlich mit den Händen arbeitet, beispielsweise für einen Töpfer. Das ist eine sehr vereinfachte Sicht der Dinge, aber abhängig von der Einschätzung unserer eigenen Person und unserer Funktionen im Leben reagieren wir alle unterschiedlich. Zum anderen spielt die Persönlichkeitsstruktur vor Krankheitsbeginn eine Rolle. War man ein unbekümmerter Mensch, der Streß leicht meisterte und sich, wenn nötig, erfolgreich anpaßte? Oder war man ein umständlicher, ängstlicher Mensch, der sich nie wirklich dazu in der Lage fühlte, mit Schwierigkeiten fertigzuwerden? Wieder handelt es sich um eine Vereinfachung, aber die Persönlichkeit eines Menschen vor der MS ist sehr wichtig und spielt eine entscheidende Rolle im Hinblick darauf, wie erfolgreich sich jemand mit der Krankheit arrangiert.

Die Stabilität der Familie und das Ausmaß der Unterstützung, die sie dem von der Krankheit Betroffenen geben kann, ist ausschlaggebend. Dasselbe gilt für die Einstellung des weiteren Umfeldes und dessen Fähigkeit, der gesamten Familie Unterstützung und praktische Hilfe anzubieten. Es ist hilfreich, wenn der/die MS-Betroffene gute Arbeitgeber hat, die seine/ihre besonderen Ansprüche und Bedürfnisse verstehen, um diesen Aspekt der Krankheit zu meistern. Auch eine funktionstüchtige Nebenstelle der MS-Gesellschaft kann einen wichtigen Faktor darstellen. Wenn es in der Nähe einen Sozialpädagogen oder eine Kontaktgruppe gibt, kann man auf diese Weise die krankheitsbezogenen Gefühle mitteilen und mehr über die Krankheitsauswirkungen und Wege der Anpassung erfahren.

Kritische Phasen

Für MS-Betroffene gibt es, während ihre Abhängigkeit von anderen Menschen wächst, viele kritische Phasen. Zu diesen Zeiten sind sie in besonderem Maße auf Verständnis und Beratung angewiesen. Auf die erste dieser Phasen bin ich bereits eingegangen – die Zeit der Diagnosestellung, in der sowohl emotionale Hilfe und Unterstützung als auch

Informationen nötig sind. In dieser Zeit kann zwischen den Ärzten, Krankenschwestern, Sozialarbeitern und den MS-betroffenen Familien ein Vertrauensverhältnis wachsen.

Aber es gibt auch andere Zeiten, zu denen der/die MS-Betroffene besonderes Verständnis braucht. Vielleicht kommt die nächste solcher Phasen dann, wenn es beim Fortschreiten der Krankheit für den Betroffenen notwendig wird, beim Laufen ein Hilfsmittel zu benutzen. Wie ich aus eigener Erfahrung weiß, kann es sehr schwer sein, sich an einen Stock zu gewöhnen, und dessen Benutzung kann zu Gefühlen von Befangenheit und Peinlichkeit führen. Einige Menschen weigern sich, solche Hilfen in Anspruch zu nehmen, selbst wenn sie wirklich benötigt werden, und können dadurch ein Ärgernis für andere sein. Es wirkt wie ein Zeichen der Verschlimmerung, der zunehmenden Ernsthaftigkeit der Erkrankung, und die Betroffenen versuchen vielleicht, diese Entwicklung zu ignorieren.

Die Benutzung eines Rollstuhls stellt eine ähnliche Herausforderung dar. Einige Betroffene tun alles, um die Notwendigkeit, einen Rollstuhl zu benutzen, zu vermeiden, weil sie ihn als Symbol des Versagens und der Nutzlosigkeit betrachten. Andere sind übermäßig begierig darauf, einen Rollstuhl zu benutzen, auch wenn sie nicht sehr behindert sind. Auch das Auftreten von Inkontinenzproblemen kann sehr unangenehm sein und einen weiteren Angriff auf das Selbstbewußtsein darstellen. In dieser Zeit brauchen viele Betroffene nicht nur den Hinweis, wo sie die passenden Hilfsmittel erhalten können, sondern auch emotionale Unterstützung. Selbst wenn jemand nur kurzfristig einer Behandlung im Krankenhaus bzw. einer Form der stationären Pflege bedarf, benötigt nicht nur der/die Betroffene, der/die sich abgelehnt fühlt und Angst hat, viel Verständnis und Unterstützung, sondern auch die Familie und der/die Partner(in), die sich vielleicht schuldig fühlen und sich den berufsmäßigen Pflegenden gegenüber unvernünftig und fordernd verhalten.

Der Umgang mit der MS wird noch zusätzlich erschwert, weil viele Betroffene als Folge der Erkrankung auch unter intellektuellen Problemen leiden. Wie schon erwähnt, kann das zu Konzentrations- und Gedächtnisschwierigkeiten führen.

Einen Weg mit der MS zu finden, bedeutet, den Ausgleich zwischen der völligen Hingabe an die Krankheit einerseits und der vollkommenen Verleugnung und Weigerung, sie anzunehmen, andererseits, zu erreichen. Ich kenne mehrere Beispiele für beide Reaktionsweisen. Statt das Gleichgewicht zu finden, reagierten die Betroffenen extrem – vielleicht neigt jede(r) von uns zu einer Überreaktion, die in gegensätzliche

Richtungen gehen kann, noch bevor wir einen gangbaren Weg finden. Ich erinnere mich an eine Frau mit geringfügiger Behinderung, die darauf bestand, wenn möglich, in einem Rollstuhl herumgeschoben zu werden. Das fand ich besonders verwirrend, weil meine eigene Reaktion immer zu dem anderen Extrem tendierte. Ich war immer einer der Menschen, dem es schwerfällt, die Krankheit anzunehmen. Die Vorstellung, immer im Rollstuhl zu sitzen, entsetzt mich: Ich bin sicher, daß es zumindest zeitweise nicht leicht wäre, mit mir zu leben, sofern es dazu kommen sollte!

VERLEUGNUNG	ÜBERMÄSSIGE IDENTIFIKATION
Weigerung, die MS anzunehmen	Hingabe an die MS
Versuch, so zu leben, als gäbe es die MS nicht	Übermäßige Identifikation mit der MS
	Die MS als Entschuldigung gebrauchen
Sich nicht an Änderungen anpassen	Rückzug von sozialen Kontaken
Wegen auftretender Probleme andere beschuldigen	

AUSGEWOGENE EINSTELLUNG
Grenzen akzeptieren, der MS aber nicht nachgeben
Neue Lebensweisen, neue Rollen zu Hause und in
der Gemeinschaft annehmen
So erfüllend wie möglich leben und mitwirken
Dem Leben neuen Sinn und Bedeutung verleihen.

Abb. 4: Einen Weg mit der MS finden

Maureen, die ich vor einigen Jahren kennenlernte, war ganz anders. Als ich sie zu Hause besuchte, fiel mir auf, daß sie nach der Familienmahlzeit darauf bestand, all die Teller und Tassen selbst abzuwaschen, obwohl dabei einiges zu Bruch ging. Ich brachte diesen Punkt zur Sprache, weil ich dachte, daß dies vielleicht ein Tätigkeitsbereich sei, den sie aufgrund ihrer MS lieber vermeiden solle. Ich entdeckte, daß sie zu keinem Kompromiß bereit war – dies wäre ihre Aufgabe, und trotz all des zerbrochenen Geschirrs würde sie sie weiterhin erledigen! Was die Sache noch verschlimmerte, war der Umstand, daß mehrere Teenager in der Familie und ihr Mann jederzeit bereit waren, ihr zu helfen. Aber für Maureen wurde es dadurch nur um so wichtiger, ihr chaotisches Abwaschen fortzusetzen; nur auf diese Weise hatte sie das Gefühl, eine Funktion in der Familie innezuhaben. In einem großen Ausmaß leugnete sie ihre MS, aber ich hoffe, daß sie im Laufe der Jahre ihre Behinderung leichter und nachsichtiger akzeptieren wird. Ihr Verhalten führte ihre Familie an den Rand des Wahnsinns und stellte keine Hilfe für die Beziehungen untereinander dar. Leider ist das bei MS häufig der Fall.

Ein anderes Mal traf ich einen Mann mittleren Alters, der einen äußerst guten Job als angesehener Manager hatte. Die MS beeinträchtigte ihn kaum, aber er litt unter der Ermüdbarkeit, was er nur schwer akzeptieren konnte. Dieser Mann, Michael, bestand darauf, mehr zu tun als seine Kollegen. Mit dem Flugzeug flog er weiter, schloß die besseren Geschäfte ab und bewies so, daß er «normal» sei. Später brach Michael zusammen und bekam eine Depression, und erst, nachdem er diese durchgemacht hatte, war er dazu in der Lage, seine Grenzen zu akzeptieren.

Verheiratete Paare verhalten sich der nicht-behinderten Umgebung gegenüber unterschiedlich, wenn einer der Partner MS bekommt. Einige wenden sich von früheren Freunden und Bekannten ab und suchen einen neuen Freundeskreis innerhalb der MS-Gesellschaft in ihrer näheren Umgebung. Andere Paare pflegen weiterhin die sozialen Kontakte mit den nicht-behinderten Freunden und Nachbarn und unternehmen nichts, um andere von der Krankheit Betroffene kennenzulernen.

Was für das eine Paar richtig ist, stimmt nicht unbedingt für das andere; Menschen, die in ihrer Gemeinde stark verwurzelt sind, mögen sich akzeptiert und ausreichend unterstützt fühlen. Aber andere sind vielleicht isolierter oder haben das Gefühl, daß sie «anders» oder weniger akzeptabel geworden seien. Eventuell müssen sie sogar aus Gesundheitsgründen in einen ganz anderen Ort umziehen. Solche Paare werden besonders davon profitieren, der örtlichen MS-Gesellschaft beizutreten.

Annahme

Bei jeder langfristigen Erkrankung müssen wir unsere Grenzen verstehen und aufgrund dieses Verständnisses herausfinden, wo unsere neuen Möglichkeiten liegen. Wenn sich eine Tür schließt, erkennen wir vielleicht, daß sich eine andere Tür öffnet. Immer, wenn ich versucht war, meine MS zu leugnen oder etwas unternehmen wollte, was wirklich außerhalb meiner Grenzen lag, habe ich ein Zitat des deutschen Dichters Goethe für mich als wohltuend empfunden. Goethe schrieb:

«Das hervorstechende Merkmal des wahren Meisters ist die Selbstbeschränkung!»

Für mich bedeutet das, daß ich die besonderen Grenzen, die meine Krankheit mir auferlegt, akzeptieren muß, wenn ich ein Meister im Leben mit der MS sein will. Wenn ich diese Grenzen einmal akzeptiert habe, kann ich darangehen, einen Sinn und eine Befriedigung im Leben, trotz der Grenzen oder vielleicht gerade wegen der Grenzen, zu finden. Haben wir einen Weg mit der MS gefunden, und ich glaube nicht, daß dieser Prozeß jemals abgeschlossen sein wird, sollten wir fähig sein, nicht zu fragen «Warum ich?», sondern, «Warum nicht ich?». Diese neue Frage zu stellen, bedeutet, daß wir beginnen müssen, unsere Grenzen zu akzeptieren, unsere neuen Möglichkeiten wahrzunehmen, um dem Rest unseres Lebens eine neue Bedeutung zu verleihen.

7. Ehe unter erschwerten Bedingungen

Im frühen Mittelalter gab es in England keine Ärzte oder Psychiater. Aber in diesen heidnischen Zeiten hatten die Angelsachsen Heiler und Zauberer, die eine ähnliche Funktion erfüllten. Die Heiler arbeiteten eher mit der Natur als gegen sie, und sie verstanden die Menschen als Teil der Natur, nicht getrennt von ihr. Viel von ihrem Wissen und ihrer Weisheit ist verlorengegangen, aber einige ihrer alten Ideen sind geblieben. Eine davon ist ihr Bild des Universums als vierdimensionales kosmisches Spinnengewebe. Die natürliche Welt wurde als ein System von miteinander verbundenen Strähnen und Fasern begriffen, die Zeit und Raum durchkreuzen. Wenn in einem Teil des Netzes etwas geschähe, könne man die Schwingungen in jedem anderen Teil spüren. Übertragen auf eine zweidimensionale Form entspricht diese Vorstellung dem Ring von Kräuselwellen, der entsteht, wenn man einen Stein in einen Teich fallen läßt.

Dieses phantastische Bild, mit dem die Natur verglichen wird, verdeutlicht eine wichtige Wahrheit, die in John Donnes berühmten Worten «Niemand ist eine Insel» zusammengefaßt wird. Genau wie jedes andere Ereignis in der Natur, existiert MS innerhalb des allumfassenden Spinnennetzes des Lebens. Diejenigen, die dem von der Krankheit Betroffenen am nächsten stehen, spüren die heftigsten Schwingungen; aber die Auswirkungen der MS gehen über den unmittelbaren Familienkreis hinaus. Sie beeinflussen Freunde, Arbeitskollegen und die größere Gemeinschaft und verlangen eine Reaktion. Die Schwingungen, die von den vielen MS-Betroffenen und ihren Familien ausgehen, sind entsprechend in der gesamten Gesellschaft und schließlich in der internationalen Gemeinschaft spürbar.

Die Veränderungen, die derjenige, der MS hat, durchlebt, und wie er mit der neuen Identität und mit der Trauer um den Verlust dessen, was vielleicht gewesen ist, einen Weg finden muß, habe ich bereits beschrieben. Ich werde auch noch die Folgen untersuchen, die MS auf die Gesellschaft haben kann, und darauf eingehen, wie Nichtbehinderte auf MS-Betroffene mit ihren verschiedenen Behinderungen und Begrenzungen reagieren. In diesem Kapitel will ich aber den Teil des Spinnengewebes, in dem die Schwingungen der MS am stärksten sind, nämlich die Ehe und Familie, näher beleuchten.

MS ist keine Krankheit, die einzelne Personen isoliert betrifft. Wenn ein Familienmitglied MS hat, dann «hat» auch die ganze Familie MS. Wenn die Familie als Ganzes sich positiv mit der Krankheit arrangieren will, werden Veränderungen in den Beziehungen zwischen den Familienmitgliedern notwendig. Das kann nicht nur für den/die MS-Betroffene(n), sondern für alle Familienmitglieder Angst, Trauer und Ärger in unterschiedlichem Ausmaß bedeuten.

«Wer hat MS?» – ein dramatischer Sketch

Schauplatz: unser Haus, Montag morgens, kurz nachdem die Kinder zur Schule gegangen sind.

Spieler: Sandy (ich selber, der ich MS habe)
Penny (meine Frau)

Sandy: Was hast du heute vor? Ich werde heute abend erst spät wiederkommen, so daß wir vielleicht später als gewöhnlich zu Abend essen müssen.

Penny: Ich werde den ganzen Tag hier sein, und ich habe mehr als genug zu tun; es gibt so viele Kleinigkeiten zu erledigen, daß ich wirklich nicht weiß, womit ich anfangen soll. Die Arbeit türmt sich, und niemand scheint zu helfen.

Sandy: (Ärgerlich, mit dem Gefühl, irgendwie in die Enge getrieben worden zu sein.)
Gut, ich tue doch wirklich, was ich kann. Aber inzwischen solltest du wissen, daß ich seit zwanzig Jahren MS habe und daß ich sehr schnell ermüde, besonders, wenn ich Hausarbeit erledige mit all dem Bücken und der Anstrengung. Ich kann nichts dafür – ich habe mir nicht gewünscht, daß sich ein Virus in meinem Gehirn festsetzt, wodurch ich mich ständig krank fühle! Ich wünschte, ich würde mich so wohl fühlen wie du – ich beneide dich und die Mädchen um all eure Energie; ich wünschte, ich würde mich fit fühlen, täglich mit den Hunden spazierengehen und die Hühner füttern können. Aber ich fühle mich wirklich nicht fit – ich denke, daß ich mich nicht schlecht halte, wenn man bedenkt...

Penny: Um Himmels willen, hör auf, das hilft mir nicht! Ich muß genauso mit dir und deiner MS fertigwerden. Und ich habe keine Entschuldigung, mich auszuruhen oder Arbeiten jemand anderem zu überlassen. Es ist sehr schwierig, sehr deprimierend, und ich fühle mich oft allein gelassen. Versuch' doch wenigstens manchmal zu verstehen, wie *ich* mich fühle. Wundert es dich, daß ich ärgerlich werde und grolle?

Sandy: Ok. Du hast deine Position verdeutlicht. Die MS betrifft dich genauso wie mich. Wenn ich mich selbst bedaure und ärgerlich werde, weil ich meine Schwächen nicht überwinden kann, ist es schwierig für mich zu wissen, wie du dich fühlst. Ich danke dir dafür, daß du mich wissen läßt, wie die Dinge sich aus deiner Sicht darstellen.

Penny: Es ist immer gut, wenn wir ehrlich miteinander umgehen.

Kann ich jemals wissen, wie sie sich fühlt? Weiß irgendeiner von uns MS-Betroffenen, wie es ist, mit jemandem verheiratet zu sein, der diese Krankheit hat? Nein, wir können es nicht wissen. Es ist ihre Erfahrung, etwas, das lediglich unsere Ehefrauen und -männer teilen und verstehen können. Aber wenigstens können wir ihnen zugestehen, daß sie auch leiden. Durch die MS werden sie zwar auf eine andere Art beeinträchtigt und behindert, aber, genau wie wir, müssen *sie* ihren Verlust betrauern und ihren verständlichen Ärger und Groll zum Ausdruck bringen.

Ehe

In den besten Zeiten ist eine Ehe schwierig genug; Anstrengung und Aufmerksamkeit werden von beiden Partnern verlangt, wenn die Beziehung überleben und in Ruhe wachsen soll. Kommen besondere Belastungen, wie eine Krankheit oder eine Behinderung hinzu, dann können eventuelle Risse in der Ehestruktur größer werden; vielleicht kommt es zu einem vollkommenen Zusammenbruch. Die Rate der zerbrochenen Ehen ist besonders hoch, wenn ein Partner MS hat, was uns nicht wirklich überraschen sollte. Überraschender ist vielleicht die Tatsache, daß trotz der MS-bedingten Belastungen und Spannungen so viele Beziehungen nicht nur überleben, sondern sogar an Festigkeit zunehmen.

MS wird oft für das Scheitern einer Ehe verantwortlich gemacht, aber stimmt das wirklich? Sicherlich spielt die MS beim Scheitern einer Ehe eine Rolle, aber zunächst stellt sich die Frage nach der Qualität einer Beziehung. Es ist leicht, zum Zusammenleben mit jemandem fähig zu sein, wenn alles gut ist und keine Probleme auftauchen, aber das ist eine Märchenwelt und nicht die wirkliche Welt, in der wirkliche Menschen leben müssen. Jede Ehe ist Belastungen in der einen oder anderen Hinsicht ausgesetzt. Manchmal handelt es sich um Krankheit oder finanziellen Verlust, manchmal um ein geistig behindertes Kind oder eine unerlaubte Liebesaffäre. Genau wie andere Widrigkeiten kann die MS ungerechterweise zum Sündenbock gemacht und als Ursache für das Scheitern der Ehe betrachtet werden, obwohl tatsächlich in erster Linie die Ehe nicht stabil war.

Trotzdem gibt es keinen Zweifel daran, daß die MS einen besonders unerfreulichen, zerstörerischen Einfluß ausübt; viele Ehen halten die Belastungen nicht aus. Trotz dieser Tatsachen, manchmal nach großem emotionalem Schmerz, kann ein Paar dazu in der Lage sein, die Situation umzukehren, besseres gegenseitiges Verständnis zu erlernen und die Grenzen des Partners in einer positiveren Art zu akzeptieren. Ich wünschte, daß es häufiger geschähe, aber mit Sicherheit habe ich verschiedene Paare kennengelernt, denen solches widerfahren ist.

Die Belastung durch MS

Ich will die zerstörerische Kraft, die MS auf Beziehungen ausübt, nicht beschönigen. Es ist wichtig zu verstehen, was passieren kann, wenn etwas falsch läuft. Ehen und Familien sind nicht mehr das, was sie einmal waren; die «Großfamilien» der Vergangenheit konnten Krankheiten auffangen und für Unterstützung sorgen, was die heutige «Kleinfamilie» nicht leisten kann. Die Betreuung und Unterstützung, die durch die zahlreichen Onkel, Tanten, Cousinen und Großeltern vollbracht wurde, muß heute oft von der Gemeindeverwaltung oder sogar vom Staat abgedeckt werden. Von einer/einem arbeitenden Ehefrau/-mann ist es vielleicht zuviel verlangt, gleichzeitig einen chronisch kranken Partner und eine junge Familie zu versorgen. Ohne Hilfe kann man nicht allen Verpflichtungen gerecht werden – entweder die Ehe oder der Beruf oder die Kinder kommen zu kurz.

Beide Partner müssen ihren Verlust beklagen. Wenn sie gleichzeitig deprimiert sind, wird es nicht leicht für sie sein, sich gegenseitig zu helfen. Statt dessen fühlen sie sich vielleicht alleingelassen und sind aufeinander ärgerlich. Ehefrauen und -männer wissen möglicherweise nicht, inwiefern sie den Partner, der MS hat, drängen können. Sie sind unter Umständen nicht dazu in der Lage, zwischen MS-bedingtem schwierigen Verhalten und einer Verhaltensweise, die auf normaler Selbstsucht oder Gemeinheit beruht, zu unterscheiden!

Ein betreuender Partner fühlt sich eventuell durch die ständigen Forderungen des MS-Betroffenen überfordert und erschöpft und kommt sich möglicherweise in der Beziehung wie ein Gefangener vor. Für die betreuende Person kann es unmöglich werden, die Depression, Reizbarkeit und das Selbstmitleid des Partners aufzufangen. Sie braucht vielleicht unbedingt jemanden, der sich auch manchmal um sie kümmert und ihre Bedürfnisse versteht. Trotzdem fühlen sich manche Menschen durch Hilfe von Leuten, die nicht zur direkten Familie gehören, «bedroht». Unter Umständen wehren sie sich gegen das Eindringen in ihre Privatsphäre und gegen die Unterstellung, sie könnten die Probleme nicht alleine meistern. Die wohlmeinenden Helfer sollten sich in acht nehmen, dem/der betreuenden Ehemann/-frau nicht das Gefühl zu vermitteln, er/sie sei unfähig oder überflüssig.

Ärger

Manchmal kann es für die betreuende Bezugsperson schwierig sein, mit dem MS-betroffenen Partner böse zu sein. Die Gründe dafür können sein, daß sie sich schuldig fühlt und daß sie nicht jemanden, der ohne eigenes Verschulden bereits verletzlich und abhängig ist, noch zusätzlich verletzen will. Andererseits ist der MS-Betroffene vielleicht auch ärgerlich. Möglicherweise hat er seine Rolle als der «Ernährer» der Familie verloren und wehrt sich dagegen, abhängig und auf den Partner angewiesen sein zu müssen. Auch er ist vielleicht unfähig, seinen Ärger auszudrücken, weil er fürchtet, von der Person, von der er abhängig ist, abgelehnt zu werden. Dieser Ärger kann sich allmählich steigern, bis er entweder explodiert oder sich zu einer tiefen Depression steigert.

Wenn beide Partner nicht fähig sind, ihre natürlichen Aggressionen und den Groll zu akzeptieren, dann muß ihre Beziehung leiden. Der Ärger muß sich indirekt Luft machen und kann sich als Ablehnung oder in übermäßiger Fürsorge des betreuenden Partners manifestieren. Jeder muß sich von dem Partner, der so viele Probleme verursacht, distanzieren. Oder vielleicht wird der MS-Betroffene durchtrieben und beginnt, mit den Schuldgefühlen des Partners zu spielen. Manch ein

MS-Betroffener zieht großen Nutzen aus seinem Status als Behinderter und übertreibt seine Symptome, um Beachtung und Mitleid zu erwecken. Das kann die Distanz zwischen den Partnern vergrößern und noch mehr Ärger und Groll bei dem Menschen, der für ihn sorgen muß, hervorrufen.

Besonders ein Paar fällt mir als Beispiel für diesen nicht akzeptierten Ärger und seine zerstörerischen Folgen ein. In diesem Fall bekam die Ehefrau, die vorher eine starke, unabhängige Frau gewesen war, MS, und der Ehemann mußte für sie sorgen. Eine seiner Aufgaben war es, ihren Rollstuhl zu schieben und sie überall dort hinzubringen, wohin sie wollte. Die Frau beklagte sich, daß er sie oft ewig im Badezimmer alleine ließe und auch nicht auf anhaltendes, wahnsinniges Geschrei reagiere! Als ich ihn nach dem Grund dafür fragte, schaute er auf den Boden und sagte dann leise, er hätte bemerkt, daß er ein wenig taub zu werden beginne. Er fügte hinzu, daß er seine Frau nicht schreien gehört habe, weil er draußen im Garten gewesen sei.

Für mich war es offensichtlich, daß das «Taub-» oder «Draußen im Garten»-Sein die einzigen Möglichkeiten für diesen Mann waren, mit seiner fordernden Frau wieder im Einvernehmen zu leben, ohne sich ihr offen zu widersetzen oder seinen Ärger zu zeigen. In diesem Fall war keiner der Partner wirklich dazu fähig, seinen Ärger über den anderen zuzugeben, obwohl sich ihre Lebensumstände dramatisch verändert hatten und die Frau zunehmend von ihrem nicht sehr willigen Ehemann abhängig wurde. Ursprünglich waren sie wegen eines sexuellen Problems zu mir gekommen. In unserer Sitzung kamen nicht so sehr sexuelle Probleme als vielmehr zurückgehaltener Ärger auf beiden Seiten, der Intimität und Sex unmöglich machte, zum Vorschein.

Es sieht so aus, als fürchteten sich viele Menschen davor, ihren Ärger zuzugeben oder auszudrücken; es ist fast, als wäre Ärger ein Tabu, ähnlich wie Sex ein Tabu gewesen ist. Heutzutage wird über Sex sicherlich recht offen gesprochen; die Regenbogenpresse läßt sich über jeden Aspekt der Sexualität in aller Länge und in regelmäßigen Abständen aus! Andererseits sind die Worte «Oh nein! Ich bin nicht ärgerlich» eine ständige Redewendung trotz offensichtlicher Frustration, trotz Ärgers und trotz Provokation.

Warum leugnen wir unseren Ärger? Ist es Angst? Ist Ärger zu einem sozialen Tabu geworden? Ist Ärger in unserer Gesellschaft ein Zeichen der Schwäche? Ärger ist all dies und mehr. Wir leben in einer gewalttätigen Welt. Vielleicht ist es für die Menschen schwer, zwischen wirklicher Gewalt und zerstörerischer Aggression einerseits und natürlichem, normalem Ärger oder Selbstbehauptungstrieb andererseits zu unterscheiden. Das ist bedauerlich, weil das Aufstauen von Ärger möglicherweise zur Depression, zum Haß in einer Beziehung oder schließlich zu einer gewalttätigen Reaktion führen kann.

Ich war böse auf meinen Freund;
Ich sprach über meinen Zorn, mein Zorn verschwand;
Ich war böse auf meinen Feind;
Ich sprach nicht darüber, mein Zorn wuchs.

William Blake

Die spezielle Verhaltensweise, die die Menschen zu vermeiden versuchen – nämlich Gewalt – tritt eher auf, wenn sie unfähig oder nicht willens sind, ihren gegenseitigen Ärger zuzugeben. Auch das Gegenteil ist wahr. Wenn wir erst eimal zu jemandem sagen können «Ich bin böse auf dich» kann das zu einer größeren Ehrlichkeit und Liebe in einer Beziehung führen. Aber zu sagen, daß wir ärgerlich sind, ist nicht dasselbe als wenn wir sagten «du machst mich ärgerlich» oder «Es ist deine Schuld, daß ich ärgerlich bin». Solche Aussagen sind destruktiv und werden von jemandem gemacht, der nicht die Verantwortung für sich selber übernimmt. Er versucht, einen anderen Menschen dazu zu zwingen, sich für die eigenen Gefühle verantwortlich oder schuldig zu fühlen.

Wir alle müssen erkennen, daß Ärger nicht notwendigerweise schlecht oder destruktiv ist. Ärger ist eine natürliche Reaktion auf Frustration oder Mißverständnisse. Diesen Sachverhalt vor uns selbst zuzugeben, ist oft der beste Weg, um die Umstände zu bereinigen. Wenn wir uns so verhalten, können wir anderen Menschen helfen, die Verantwortung für ihre Gefühle und ihr Verhalten zu tragen, und irgendeine «erwachsene» Lösung der Probleme wird gefunden werden. Meistens gibt es Mißverständnisse und Fehler auf beiden Seiten, und in einer Beziehung muß jeder Partner sowohl geben als auch nehmen können.

Wenn wir mit Ärger in dieser Weise umgehen, verhalten wir uns als Erwachsene. Ich plädiere nicht für ein extremes Verhalten, daß wir schreien oder brüllen sollten, sobald wir uns angespannt fühlen! Das wäre eine kindische Reaktion; wir sollten reif genug sein, den richtigen Zeitpunkt und die richtige Art wählen zu können, um unseren Ärger auszudrücken und nicht an jedem beliebigen Ort zu jeder beliebigen Zeit unserem Ärger Ausdruck verleihen. Selbstbeherrschung ist ebenso wichtig wie die Freiheit des Ausdrucks, sie müssen Hand in Hand gehen, wenn wir zu einer richtigen Ausgewogenheit gelangen wollen. Vielleicht kann ich es mit Feuer vergleichen: Feuer ist eine segensreiche nützliche Hilfe der Menschheit; es kann sich aber zerstörerisch und verheerend auswirken, wenn es außer Kontrolle gerät. Feuer und Ärger sind ähnlich; an sich sind sie nicht gut oder schlecht, es hängt alles davon ab, wie wir damit umgehen.

Mißverständnisse

Ich habe einige Zeit damit zugebracht, die Bedeutung des Ärgers in Beziehungen zu besprechen, weil Ärger die Ursache vieler Schwierigkeiten ist, die zwischen Menschen auftreten, wenn jemand MS hat. Ärger kann zu der vollkommenen Ablehnung eines anderen Menschen führen. Er scheint nicht mehr «derselbe Mensch» zu sein, «den ich geheiratet habe». Das beinhaltet die Unterstellung, daß der/die MS-Betroffene sich absichtlich geändert hätte und nicht mehr bereit sei, seine/ihre Rolle in der Beziehung wie vor seiner/ihrer Krankheit zu spielen.

Möglicherweise fühlt sich der Partner im Stich gelassen, abgelehnt oder schlecht behandelt; vielleicht glaubt er, der/die MS-Betroffene sei selbstsüchtig und nicht bereit, Dinge von einem anderen Standpunkt als seinem/ihrem eigenen zu betrachten. Diese Art von Mißverständnis träte weniger häufig auf, wenn die MS-Betroffenen und ihre Partner realistischere Vorstellungen voneinander hätten. Sehr oft werden die Auswirkungen der Ermüdbarkeit nur schlecht verstanden und können Ärger auf der Seite der Partner hervorrufen, weil sie denken, ihr(e) Frau oder Mann «gäbe sich keine Mühe» oder «spiele ein undurchsichtiges Spiel».

Diese Probleme habe ich zusammen mit anderen Schwierigkeiten, die auftreten können, wenn ein MS-Betroffener direkt MS-bedingte psychologische Beeinträchtigungen erlebt, bereits in Kapitel 5 besprochen. Unglücklicherweise stimmt es, daß MS-Betroffene sich gelegentlich selbstsüchtig und übermäßig fordernd verhalten. Ihr unvernünftiges Verhalten kann von ihren Partnern als persönlicher Angriff empfunden werden. Es ist schwer zu verstehen, daß der Verlust der Fähigkeit eines MS-Betroffenen, Dinge von einem anderen Standpunkt als dem eigenen aus zu betrachten, MS-bedingt sein kann und kein eigenes Verschulden beteiligt ist. Wenn Ehen aus diesen Gründen scheitern, können bei beiden Partnern starke Schuldgefühle und Frustrationen auftreten, und sie sind unter Umständen wirklich nicht dazu in der Lage, das Geschehene zu verstehen oder zu meistern. Solch eine Situation ist für die ganze Familie tragisch. Die Ursprünge dieser Schwierigkeiten müssen verstanden werden – daß es sich um MS-Symptome und nicht um Gemeinheit handelt –, dann kann den Verwandten zu einem frühen Zeitpunkt mit Informationen und Unterstützung geholfen werden.

Natürlich sollte man nicht für jedes schwierige Verhalten die Krankheit verantwortlich machen – wie jeder andere, *können* MS-Betroffene manchmal gemein sein! Für die Verwandten kann es schwierg sein zu beurteilen, ob es sich um Auswirkungen der Krankheit oder um emotionale Reaktionen auf die MS, wie Depression, Ärger oder Schuldgefühle handelt.

Übermäßige Fürsorge

Die betreuende Bezugsperson reagiert manchmal mit übermäßiger Fürsorge, wodurch das Paar eventuell besonders zusammenwächst und die Mitmenschen aus ihrem Leben ausschließt. Aber für diesen Weg, das Schicksal zu meistern, muß ein Preis gezahlt werden. Das Paar büßt möglicherweise seine gleichberechtigte Beziehung ein, und es entwickelt sich statt dessen ein «Eltern-Kind»-Verhältnis. Das ist zwar eine verständliche Reaktionsweise, sie kann aber zu Ärger und Frustration in der Beziehung sowie zum Argwohn von Außenstehenden und zum Rückzug von der Umwelt führen.

Ich habe das bei verschiedenen Beziehungen erlebt. Diese Verhaltensweise ist schwer zu verändern, selbst wenn erkannt wird, daß sie für beide Partner zerstörerisch ist. Tatsächlich ist es ein Weg, um mit Angst, Schuldgefühlen und der Furcht vor Ablehnung durch die andere betroffene Person umzugehen. Er rechtfertigt das Zusammenbleiben des Paares; nach wie vor brauchen sie einander, wenn auch aus anderen Gründen als vorher. Vielleicht vermeiden sie es konsequenterweise, den Veränderungen und Forderungen einer gleichberechtigteren, erwachseneren Beziehung ins Auge zu sehen.

Ich las einmal eine groteske Geschichte über einen Mann und eine Frau, die verheiratet waren, aber keine Kinder hatten. Sie begann, ihren Mann zu «bemuttern». Dieser übernahm rasch die Rolle des Abhängigen und trug im Laufe der Zeit immer weniger Verantwortung für sich selber. Der Mann wurde dünner, kleiner und jünger bis er kurz davor war, ein kleiner Junge zu werden. Schließlich wurde er ein Baby, und seine Frau/Mutter schob ihn im Kinderwagen umher. Letztlich schrumpfte er einfach und verschwand vollkommen!

Diese schreckliche Geschichte beinhaltet einen wahren Kern, weil sie verdeutlicht, was mit Menschen passieren kann, die ein ungleiches Verhältnis haben, wenn also der eine Partner von dem anderen übermäßig abhängig ist. Unter Umständen verlieren sie ihre Identität als einzelne Erwachsene und übernehmen statt dessen die Rollen von Kind und Elternteil bis zwischen ihnen, außer den eingefahrenen Rollen, nichts mehr läuft.

Eltern

Dasselbe Dilemma kann in Familien auftreten, wenn ein Elternteil oder beide Eltern eines/einer MS-Betroffenen anfangen, ihren/ihre erwachsene(n) Sohn oder Tochter wieder als Kind zu behandeln. Vielleicht fühlen sie sich irgendwie für das, was geschehen ist, schuldig. Ihre Hilfe ist eventuell nötig, wenn sie aber zu weit geht, kann das Resultat verheerend sein. Manchmal werfen die Eltern eines/einer MS-Betroffenen ihrem/ihrer Schwiegersohn/-tochter vor, ihr «Kind» nicht genügend zu betreuen, und vermuten möglicherweise sogar, daß der Partner/die Partnerin die Ursache der Erkrankung sei!

Ich habe erlebt, daß diese Art elterlicher Einmischung ein Faktor für das Scheitern von Ehen war. Die Tragik ist, daß die Eltern meistens selbst davon überzeugt sind, das Richtige zu tun. Das ist ein extremes Beispiel, aber in MS-Familien scheint es größere Probleme als normalerweise mit den Schwiegerkindern zu geben. Unter Umständen haben die Paare das Gefühl, daß sie, statt unterstützt zu werden, Objekt wenig hilfreicher und ablehnender Reaktionen des einen oder anderen Elternpaares seien, und sie wissen vielleicht nicht, wie sie sich verhalten sollen.

Für Eltern muß es sehr hart sein zu akzeptieren, daß eines ihrer «Kinder» eine unheilbare Krankheit bekommen hat. Ich kann gut verstehen, daß viele die Wahrheit leugnen oder einen Umstand bzw. eine Person verantwortlich machen wollen. Mehrere Paare haben mir erzählt, sie wünschten, sie hätten die MS nie gegenüber ihren Eltern oder Schwiegereltern erwähnt, weil dadurch alles so viel schwieriger geworden sei. Es liegt auf der Hand, daß unter bestimmten Umständen den Eltern und Schwiegereltern sinnvollerweise Informationen und Beratung von einem/einer Fachmann/-frau angeboten werden sollten; auch sie müssen Schuldgefühle und Ärger in bezug auf das Geschehene verarbeiten.

Wenn ein/eine MS-betroffene(r) Sohn oder Tochter alleinstehend ist, sind die Eltern überwiegend von Anfang an direkter beteiligt. Dabei

besteht die Gefahr, daß sie wiederum verstärkt die Elternrolle übernehmen. Sie tragen die Verantwortung für die betroffene Person, die möglicherweise zunehmend wie ein Kind behandelt wird. Der betroffene
Mensch ist vielleicht erwachsen und unabhängig geworden und hat das
Elternhaus verlassen, wenn er sich plötzlich in der Ausgangssituation
wiederfindet. Weil er seine hart erkämpfte Unabhängigkeit und Freiheit verloren hat, ist er oft deprimiert und eventuell ärgerlich und böse,
besonders auf seine Eltern.

Die Eltern andererseits sind unter Umständen auch nicht darüber
erfreut, mit einem «abhängigen Kind» zu einem Zeitpunkt belastet zu
werden, zu dem sie gerade gedacht hatten, mehr Zeit für sich selber zu
haben. Auch sie können ärgerlich sein und sich anschließend schuldig
fühlen. In diesem Stadium kann sich ein Teufelskreis zu entwickeln
beginnen. In deratigen Situationen kann es oft sinnvoll sein, Rat und
Unterstützung von einer neutralen Person zu erhalten. Ein Sozialarbeiter kann sowohl durch die Beratung der Familie als auch beim Finden
einer Wohnmöglichkeit für die/den MS-Betroffene(n), damit diese(r)
seine/ihre Unabhängigkeit beibehalten kann, helfen. Wenn er/sie mit
der MS nicht alleine leben kann, ist es unter Umständen besser für ihn/
sie, sich in stationäre Betreuung zu begeben als nach Hause zurückzukehren und mit den Eltern zu leben. Auch wenn manche Menschen so
etwas als Umgehen von Veranwortung empfinden mögen, wird es für
den/die MS-Betroffene(n) und seine/ihre Eltern leichter sein, die ehe-
mals gleichberechtigte Beziehung aufrecht zu erhalten. Außerdem kann
man auf diese Weise viele Schwierigkeiten vermeiden, die recht leicht
auftreten, wenn ein kranker oder behinderter Mensch von seinen Eltern betreut wird.

Jeder Fall liegt anders. So gibt es Fälle, in denen es in jeder Hinsicht
am besten erscheint, daß ein MS-Betroffener von seinen Eltern betreut
wird. In solchen Konstellationen ist es wesentlich, daß für angemessene
Unterstützung gesorgt wird und daß sowohl den betreuenden Eltern
als auch den abhängigen MS-Betroffenen die Möglichkeit eines «Ur-
laubs» voneinander geboten wird, sooft das erforderlich ist.

Helfende Familien

Es sieht vielleicht so aus, als habe ich die Eltern zu stark kritisiert. Ich
muß ergänzen, daß Eltern, Schwiegereltern und Familienmitglieder
genau wie die Ehepartner meistens eine wertvolle, positive Rolle in der
Unterstützung der MS-Betroffenen übernehmen. Sie können für einen

Teil der praktischen Betreuung, die vielleicht nötig ist, sorgen, und oft können sie den erschöpften Ehepartner entlasten.

Ich habe besonderes Glück gehabt, weil meine Frau mich trotz der Tatsache, daß es nicht immer einfach ist, mit mir zu leben, unterstützt! Früher, als mein Vater noch lebte, habe ich von ihm viel Hilfe und Verständnis erhalten, und meine Mutter war immer da und willens, mir zu helfen, wenn ich sie brauchte. Pennys Eltern leben zwar weiter entfernt, aber trotzdem spielten sie immer eine wichtige Rolle, indem sie, wenn nötig, uns zu Hilfe kamen und uns Erholungsphasen ermöglichten und bei der Versorgung unserer Kinder und Tiere halfen. Auch sind sie an der Arbeit der MS-Gesellschaft in ihrem Bereich aktiv beteiligt. Zudem habe ich Glück, daß meine Brüder und Schwestern mit ihren Familien in der Nähe wohnen; alle helfen von Zeit zu Zeit als selbstverständlicher Beitrag zum Familienleben.

Es ist leicht, selbstzufrieden zu sein, und es ist mir klar, daß mein Leben ohne die ständige Unterstützung durch meine Familie und meine Freunde sehr viel anders hätte verlaufen können, und ich bezweifle, daß ich so aktiv in der MS-Bewegung hätte sein können. Es ist nicht möglich, den Anteil der Mitmenschen daran, uns ein Leben mit Krankheit und Behinderung zu ermöglichen, zu überschätzen: Ich hoffe, daß ich niemals meine Familie und Freunde als Selbstverständlichkeit ansehen werde und daß die Familien und Freunde anderer Menschen, die diese Zeilen lesen, ihre Bedeutung und ihren Wert erkennen.

Soweit es die Ehe an sich betrifft, möchte ich dieses Kapitel mit den Worten des libanesischen Dichters, Khalil Gibran, abschließen:

«Steht zusammen und doch nicht
          zu nah beieinander:
Denn die Säulen eines Tempels stehen getrennt,
und Eiche und Zypresse wachsen
nicht im Schatten der jeweils anderen.»

8. Sexualität, Schwangerschaft und Kinder

Bei Zuneigung und körperlichem Kontakt handelt es sich um fundamentale Bedürfnisse jedes Menschen, wir brauchen uns nur daran zu erinnern, wie Babys oder Kinder behandelt werden oder wie junge Tiere umsorgt, geleckt und gestubst werden, um zu erkennen, wie wichtig körperlicher Kontakt bereits von klein an ist. Aber auch Erwachsene brauchen Berührung, Umarmungen und Streicheleinheiten, um gesunde Individuen zu bleiben. Ein amerikanischer Psychologe hat gesagt, daß jeder Mensch täglich mindestens vier Umarmungen bräuchte, aber ich frage mich, wie viele Menschen tatsächlich auf ihre Kosten kommen.

Es ist herausgefunden worden, daß das Vorhandensein von Haustieren einen wesentlichen Faktor für die Lebenserwartung eines Menschen nach einem Herzinfarkt darstellt. Das einfache Streicheln eines warmen Tierfelles kann den Blutdruck senken und zu einem tiefen Gefühl der Entspannung führen. Forschungen auf einer Intensivstation ergaben, daß die scheinbar bewußtlosen Leute, deren Hände gehalten wurden, häufiger überlebten, als die vollkommen einsamen Patienten ohne menschlichen Kontakt.

Die vielen kulturellen Einflüsse bestimmen die Art unseres Umgangs miteinander. Ich erinnere mich an einen Wienbesuch, bei dem ich sehr verwirrt war, als der große, starke, behaarte Mann einer entfernten Verwandten mich umarmte und auf beide Wangen küßte. Es war schwierig, den amüsierten Zuschauern, von denen viele in demselben Hotel wie ich wohnten und an der Konferenz der MS-Gesellschaft teilnahmen, den Vorgang zu erklären! Sicherlich können die Wiener körperliche Zuneigung viel besser zeigen als die Briten, und ich bin sicher, daß wir eine Menge von ihnen lernen können.

Selbst innerhalb meiner britischen Kultur gibt es viele verschiedene Einstellungen zu Berührung. Ich erinnere mich an ein Paar, das Rat suchte, weil ein Partner MS hatte. Melanie, die Frau, klagte, daß ihr Mann, James, sie seit ihrer Heirat sexuell nicht genügend beachten würde. James hatte MS, aber das schien nicht das Hauptproblem zu sein. Melanie erzählte, daß vor ihrer Heirat sexuell alles in Ordnung gewesen sei, aber seitdem würde James sich «abends einfach umdrehen und einschlafen.»

Es stellte sich heraus, daß die beiden recht unterschiedliche Hintergründe hatten. Melanie war die jüngste Tochter der Familie gewesen. Sie war häufig gelobt worden, man schmeichelte ihr und erzählte ihr, wie hübsch sie sei; als Kind war sie häufig auf den Knien ihres Vaters geherzt und gehätschelt worden. James Erfahrung mit körperlichem Kontakt sah anders aus: Ihn erinnerte körperlicher Kontakt an die vielen Gelegenheiten, zu denen sein Vater ihn wegen schlechten Verhaltens verprügelt hatte. Je mehr Melanie ihn belästigte (wie er es empfand), um so ablehnender wurde James, so daß ein Teufelskreis entstanden war. Schließlich wurde deutlich, daß das, was Melanie wirklich wollte, nicht einfach der Geschlechtsverkehr war, der für James körperlich durchaus möglich war; sie brauchte einfach ein gelegentliches Schmusen und die Bestätigung ihrer Weiblichkeit.

Es ist leicht, jemanden zu berühren, der einen schmerzlichen Verlust erlitten hat, seine Hände zu halten oder die Arme um ihn zu legen. Viel schwieriger ist es, jemanden zu berühren, der unter einer Depression leidet. Diese Menschen scheinen teilnahmslos und grundsätzlich voller Selbstmitleid zu sein, scheinbar ist ihnen nicht zu helfen. Behinderte Menschen zu berühren, kann ebenfalls oft schwierig sein; Behinderung kann Gefühle der Abneigung und der Angst verursachen. Auch die behinderten Menschen selbst können ein Gefühl der Selbstablehnung empfinden und denken, daß sie für andere nicht attraktiv seien und eine körperliche oder sexuelle Beziehung nicht verdienten. Diese negative Selbsteinschätzung kann oft zu einem totalen Rückzug von sozialen oder sexuellen Beziehungen führen. Gelegentlich ist das Gegenteil der Fall: Ein übermäßiges Verlangen nach Bestätigung und der Versuch einer Über-Kompensation durch Forderungen, die für andere unannehmbar sein können.

Sexuelle Probleme

Viele MS-Betroffene erleben im Verlauf ihrer Erkrankung sexuelle Probleme der einen oder anderen Art. Sexuelle Probleme sind ohnehin in der gesamten Bevölkerung ein verbreitetes Phänomen. Wenn ein MS-Betroffener über ein unbefriedigendes Sexualleben klagt, kann der Grund in irgendeinem innerhalb verschiedener Faktoren oder einer Kombination dieser Faktoren liegen.

Bedingt durch den neurologischen Schaden, der mit der Entmarkung bestimmter Teile des Rückenmarks verbunden ist, hat die MS oft einen direkten Einfluß auf sexuelle Funktionen. Männer haben unter Umständen Schwierigkeiten, eine Erektion zu bekommen oder zu behalten, manchmal kommt es zur vollkommenen Impotenz. Vielleicht bemerken sie auch Änderungen in dem Zeitablauf und der Art der Ejakulation oder des Orgasmus. Sensorische Probleme oder sogar Schmerzen können in den Genitalien auftreten, so daß die Ejakulation oder der Orgasmus eventuell eher schmerzhaft als angenehm empfunden wird. Möglicherweise treten auch die allgemeineren Symptome wie Schwäche, Ermüdung oder Muskelspasmen auf; jedes davon kann den sexuellen Kontakt erschweren.

Entsprechende Schwierigkeiten können bei Frauen auftreten. Sie bemerken vielleicht eine mangelhafte vaginale Feuchtigkeit oder das Ausbleiben der klitoralen Blutansammlung, die einem Orgasmus vorausgeht. Auch bei Frauen kann es zu Taubheit oder schmerzhaften Gefühlen im Genitalbereich kommen, und wie bei Männern, kann Sexualität aufgrund von Schwäche, Müdigkeit oder Muskelspasmen unangenehm sein.

Die sexuellen Symptome sind von Mensch zu Mensch verschieden. Die Betroffenen bemerken vielleicht, daß sie, genau wie andere MS-Symptome, in Verbindung mit Schüben, Remissionen und Ermüdung zu- und abnehmen. Trotzdem gibt es viele Menschen, die lang anhaltende sexuelle Schwierigkeiten haben. Diese können zu Beklemmung, negativer Selbsteinschätzung und Depression führen, welche wiederum oft die Ursache für eine erhöhte Belastung der Beziehungen mit Sexualpartnern sind.

Psychologische Faktoren

In der gesamten Bevölkerung führen meistens psychologische Probleme zu sexuellen Schwierigkeiten. Als Medizinstudent lernte ich, daß «die häufigste Ursache der Impotenz die Impotenz sei». Das bedeutet, daß jemand, der einmal impotent war oder sexuell «versagt» hat, beim nächsten Versuch viel größere Befürchtungen haben wird. Das Ergebnis ist eine Eskalation der Schwierigkeiten, weil die Befürchtung oder die Angst vor Versagen das Wiederauftreten der Impotenz noch wahrscheinlicher macht – und so weiter.

Manchmal vermeiden MS-Paare den Geschlechtsverkehr, um Gefühle des Versagens und der Frustration zu umgehen. Daraus können

Empfindlichkeiten resultieren, wenn die Situation nicht offen besprochen wird, ohne daß die Partner sich gegenseitig für das Geschehene beschuldigen. In allen Schichten der Bevölkerung variieren der Sexualtrieb und die sexuellen Gewohnheiten beträchtlich; genauso wenig wie es die richtige Zeit oder die richtige Häufigkeit für den Geschlechtsverkehr gibt, gibt es die «richtige Art» der sexuellen Beziehung. Jedes Paar durchlebt verschiedene Phasen; Probleme sollten nur dann die Ursache für Spannungen werden, wenn zwei Menschen nicht miteinander reden können und nicht versuchen, die Bedürfnisse des anderen zu verstehen.

Sehr oft ist der Sexualtrieb bzw. die Libido bei dem einen Partner größer als bei dem anderen, vielleicht aufgrund von Krankheit, Ermüdung oder anderen Faktoren. In solchen Fällen kann Masturbation (sexuelle Selbstbefriedigung) Erleichterung verschaffen und sexuelle Frustrationen bei den Gelegenheiten vermindern, wenn der eine Partner merkt, daß der andere zu diesem Zeitpunkt keine Lust hat. Früher sah man die Masturbation als ein Übel an, und man hielt sie für die Ursache vieler Krankheiten. Heute weiß man, daß das nicht stimmt, und viele vertreten die gegensätzliche Auffassung: daß die Masturbation den Menschen hilft, gesund zu bleiben, indem natürliche Spannungen abgebaut werden. In einer Phase wurde die Masturbation sogar für die Ursache der MS gehalten: Es gab eine Theorie, daß eine übermäßige Samenproduktion zu einem Flüssigkeitsverlust des Gehirns entlang des Rückenmarks führen könne!

Ich erinnere mich an das Gespräch mit einer Frau, deren Mann MS hatte, über ihre sexuellen Probleme. Sie hatte eine einfühlsame, erfrischende Einstellung und sagte: «Ob jemand behindert ist oder nicht, spielt eigentlich keine Rolle. Einige Menschen haben immer sexuelle Probleme, während sich andere, egal was geschieht, darauf einstellen.»

Beziehungen

Es ist leicht, die MS als Sündenbock für alle ehelichen und sexuellen Probleme zu betrachten, auch wenn die Beziehung möglicherweise vor Krankheitsbeginn nicht stabil war. Ich habe bereits die Wirkungen von unausgesprochenem Ärger zwischen Partnern beschrieben und wie er dazu führen kann, daß Intimität oder sexueller Kontakt unmöglich werden. Die grundsätzliche Qualität einer Beziehung zwischen zwei Menschen ist entscheidend für den Umgang mit Schwierigkeiten. Wenn einer oder beide Partner der Sexualität gegenüber eine starre Haltung haben und sich schuldig fühlen, sobald sie etwas probieren, was sie für «falsch» oder «unüblich» halten, dann ist es unwahrscheinlich, daß sie sich anpassen oder fähig sind, neue Wege zu gehen. Einige Menschen glauben, daß die einzig richtige Art der Sexualität der konventionelle genitale Geschlechtsverkehr sei und daß alles andere «schmutzig», «pervers» oder «tierhaft» sei.

Immerhin wird es zunehmend deutlich, daß diese Sicht des Geschlechtsverkehrs überbewertet wird. Untersuchungen haben gezeigt, daß für viele Frauen, möglicherweise sogar für die Mehrheit der Frauen, der genitale Verkehr nicht unbedingt der beste Weg ist, um körperliche und psychische Befriedigung zu erleben. Offenbar haben viele Frauen die Erfahrung gemacht, daß sie durch manuelle (mittels der Hände) oder orale (mittels des Mundes) Stimulation viel leichter erregt werden und zu einem Orgasmus kommen. Wenn das wahr ist, ist der Penis sicherlich überbewertet worden. Möglicherweise überrascht eine derartige Information die Männer, die sich stark mit diesem speziellen Körperteil identifizieren. Aber denjenigen, die Impotenz erlebt haben, könnte sie helfen, sich deshalb weniger schuldig zu fühlen und zu erkennen, daß sie vielleicht dazu in der Lage sind, ihren Partnerinnen auf andere Weise Freude zu vermitteln, eventuell sogar mehr als vorher.

Anpassung

Wenn sexuelle Probleme aus körperlichen oder psychologischen Gründen auftreten, gibt es verschiedene Möglichkeiten, die Situation zu verbessern. Wenn beispielsweise die vaginale Feuchtigkeit fehlt, kann diesem Mangel durch die Benutzung eines Gleitgels leicht abgeholfen werden, das in den meisten Drogerien oder Apotheken erhältlich ist. Da es für die verschiedensten medizinischen Probleme benutzt wird, braucht der Kauf niemandem peinlich zu sein. Manche Menschen bedienen sich sexueller Hilfsmittel, wie einer Penisprothese (falscher Penis) oder eines «Vibrators», um zu einer glücklicheren und erfüllteren sexuellen Beziehung zu gelangen. Der Gebrauch solcher Hilfen ist in keiner Weise «falsch», wenn er von beiden Partnern akzeptiert wird.

Am wichtigsten ist die Änderung von Einstellungen, wenn diese eng und phantasielos sind. Sexuelles Experimentieren kann neue Wege, einander Freude zu bereiten, aufzeigen. Es gibt Hinweise darauf, daß Behinderte mit ihren Partnern oftmals ein vielseitigeres und phantasievolleres Sexualleben genießen als manch ein Nicht-Behinderter. Unter Umständen *müssen* Behinderte sich anpassen und experimentieren!

Trotz der Tatsache, daß es alternative, sexuelle Verfahren gibt, fühlen sich manche Menschen dabei schuldig und halten es vielleicht für unmöglich, beispielsweise manuelle oder orale sexuelle Stimulation auszuprobieren. Was sich für das eine Paar bewährt, braucht nicht für das andere gut zu sein, aber es gibt keinen Grund, verzweifelt aufzugeben. Information und Beratung können Paaren helfen, das Beste aus ihren sexuellen Möglichkeiten zu machen. Für die Aussage eines Arztes «Das gehört alles zu Ihrer MS – Sie müssen lernen, damit zu leben» gibt es keine Entschuldigung mehr.

Eine sexuelle Beziehung auf die eine oder andere Art ist immer möglich; selbst Frauen mit einem Katheter sind zum Geschlechtsverkehr in der Lage, vorausgesetzt, daß man darauf achtet, Blaseninfektionen zu vermeiden und daß der Katheter in die entsprechende Position gebracht wird. Manche MS-Betroffene fürchten, daß sie während des sexuellen Beieinanderseins die Kontrolle über ihre Blase oder ihren Darm verlieren könnten. Das kann durch einen Gang zur Toilette vor Beginn der sexuellen Aktivität vermieden werden. Bei Männern führt der Katheter zu offenkundigen sexuellen Problemen. Aber vielleicht ist es nicht nötig, den Katheter ständig zu tragen – das sollte mit einem einfühlsamen Arzt besprochen werden. Für den Sonderfall, daß das Hauptproblem eine nächtliche Inkontinenz ist, kann es eine sinnvolle Alternative sein, ein Kondom zu tragen, das mit einem Urinbeutel verbunden ist. Sowohl aus medizinischen als auch aus persönlichen Gründen ist diese Lösung vorzuziehen.

Manchmal, wenn das Sexualleben durch Schwäche, Spasmen oder Müdigkeit erschwert wird, ist es nötig, die bequemste Haltung zu finden. Paare sollten dazu ermutigt werden, so viel wie möglich auszuprobieren, ohne sich selbst dabei immer zu ernst zu nehmen. Wenn Angst oder die Furcht vor Versagen die Dinge erschweren, kann es für die Partner sinnvoll sein, einander eine gewisse Zeit lang zu streicheln und zu liebkosen, ohne eine genitale Erregung oder den Geschlechtsverkehr anzustreben. Das vermindert manchmal die Angst, indem der «Leistungsdruck» genommen wird. Tatsächlich kann es zu einer erfüllteren sexuellen Beziehung führen, weil das Paar einfach dazu in der Lage ist, die Intimität und die Sexualität zu genießen, ohne daß unrealistische Erwartungen im Wege stünden.

Es ist wichtig, der Intimität Raum zu geben. Getrennte Schlafzimmer haben Vorteile, aber genauso haben sie offensichtliche Nachteile! Das Bett treppab zu transportieren macht Vertraulichkeiten unmöglich. In den meisten Häusern ist es recht einfach, einen Treppenlifter einzubauen; das ermöglicht der behinderten Person, das ganze Haus zu benutzen.

Hilfe von außen

Wenn Paare keine Lösung für ihr spezielles Problem finden können, kann der Hausarzt oft helfen oder einen spezialisierten Therapeuten oder eine Spezialklinik empfehlen.

Auch die MS-Gesellschaft kann helfen. Ich empfehle die Broschüre der kanadischen MS-Gesellschaft *Sexualität und MS*, die von der Deutschen Multiple Sklerose Gesellschaft (DMSG) ins Deutsche übersetzt und als MS-Info, Nr. 1.5.2 herausgegeben wurde und bei der DMSG zu beziehen ist.

Nicht mehr zu Hause leben

Wenn ein(e) MS-Betroffene(r) in stationärer Betreuung oder in einem Krankenhaus, also nicht zu Hause lebt, kann es wegen fehlender Privatsphäre schwierig sein, eine sexuelle Beziehung aufrecht zu erhalten. Immerhin reagiert das Personal solcher Zentren heutzutage auf derartige Bedürfnisse verständisvoller, so daß dem Partner manchmal erlaubt wird, in dem Zimmer des Bewohners zu übernachten. Unglücklicherweise ist das nicht überall der Fall, und oft wird von einer schwerbehinderten Person nicht erwartet, daß sie sexuellen Kontakt wünsche oder bräuchte. Einstellungen dieser Art können Ehen oder andere enge Beziehungen zerstören. Eingehender werde ich das Problem behandeln, wenn ich mich mit der stationären Betreuung und dem Selbstwertgefühl auseinandersetze.

Wenn Partner getrennt leben, tritt leicht Eifersucht auf. Jemand, der aus irgendeinem Grunde nicht zu einer normalen sexuellen Beziehung in der Lage ist, verdächtigt vielleicht seinen Partner, sich seine sexuelle Befriedigung anderswo zu holen. Diese Sorge ist verständlich und kommt oft bei MS-Betroffenen, die nicht zu Hause leben, vor. Über eifersüchtige Gefühle muß offen gesprochen werden. Auf alle Fälle sollte versucht werden klarzustellen, daß die sexuelle Beziehung eines Paares fortbestehen kann, auch wenn ein Partner nicht zu Hause lebt.

Eine andere Art der Eifersucht betrifft den Partner eines MS-Betroffenen. Eine ältere Dame erzählte mir die folgende Geschichte. Ihr durch MS schwerbehinderter Mann lebte etwa fünfzig Kilometer entfernt in einem Pflegeheim. Sie besuchte ihn wöchentlich und freute sich, daß er dort recht glücklich zu sein schien. Aber ihr mißfiel die Tatsache, daß junge Frauen in dem Heim arbeiteten und daß sie intimen Kontakt mit ihrem Mann hatten, weil sie halfen, ihn zu pflegen und zu waschen. Sie war recht eifersüchtig auf diese Mädchen. Ich weiß noch, daß mich derartige Gefühle bei der Frau eines schwerbehinderten Mannes überraschten. Bis zu diesem Zeitpunkt war mir nicht bewußt gewesen, wie sich ein Partner in solch einer Situation fühlen kann. Es kam mir traurig vor, daß sie sich so ausgeschlossen fühlte und eifersüchtig war. Dem Personal in Pflegeeinrichtungen sollte bewußt sein, daß derartige Gefühle sowohl bei den Partnern als auch bei den Bewohnern auftreten, und beiden Partnern muß Beratung und emotionale Unterstützung angeboten werden.

Pfleger(in) oder Liebhaber(in)

Manchmal muß ein Partner oder naher Angehöriger den/die kranke(n) Ehemann/-frau pflegen, was belastende Auswirkungen auf die Ehe haben kann, wenn der/die Partner(in) mehr zum/zur Pfleger(in) wird und nicht mehr der/die Liebhaber(in) ist. Wenn man all die Pflegetätigkeiten und das Waschen für einen schwerbehinderten Partner übernehmen muß, kann das sexuell ernüchternd sein und eventuell keinen Spielraum mehr für intime Liebkosungen und Sexualität lassen. Obwohl Gemeindeschwestern, Krankengymnasten, Ergotherapeuten usw. die Partner oft dazu ermutigen und ausbilden, die Pflege oder andere Therapien durchzuführen und die Partner selbst oft sehr gerne helfen wollen, kann das dazu führen, daß die Ehe einen Teil ihres Reizes verliert; unter Umständen hat der behinderte Partner keinen Liebhaber mehr, sondern einen erschöpften, ernüchterten und grollenden «Pfleger».

Die Angehörigen und Partner sollten sich nicht dazu verpflichtet fühlen, diese Aufgaben zu übernehmen, es sei denn, sie wollen es unbedingt (was bei einigen der Fall ist), und die Gemeindeschwestern und Therapeuten sollten sich der Probleme bewußt sein. In einigen Fällen wäre es besser, wenn die Pflege und die medizinischen Anwendungen von einem Nicht-Angehörigen durchgeführt würden. Das bedeutete, daß der Angehörige weiterhin gänzlich in der Rolle des/der Ehemannes/-frau bleiben könnte. Das hilft in einigen Situationen, eine Ehe zu retten und erlaubt es ihr, glücklicher und erfüllter zu werden. Aber in anderen Fällen sehen die Angehörigen das Pflegen ihrer Partner als ihre eigene Aufgabe an und wollen nicht, daß andere Menschen diese intimen Tätigkeiten ausführen. In derartigen Fällen sollte ihnen die Möglichkeit gegeben werden, ihren behinderten Partner in jeder Weise, die sie für angemessen halten, zu betreuen. In diesen Angelegenheiten gibt es kein «richtig oder falsch». Wenn es um die Körperfunktionen geht, sind einige Menschen empfindlicher als andere – nicht jeder ist ein geborener Pfleger. Was der/die eine leicht meistert, kann für den/die andere(n) ein reales Problem darstellen, ohne daß ihn/sie irgendeine Schuld träfe. Die Menschen sind in dieser Hinsicht unterschiedlich – es ist falsch, andere zu kritisieren, nur weil sie zufällig andersartig sind.

Sexuelle Probleme sind oft die Ursache für Eheschwierigkeiten, Eifersucht und Groll. Es ist wichtig, sie so früh wie möglich anzugehen. Das bedeutet, daß man die Dinge mit dem Partner ehrlich und ohne Zorn durchspricht. Besonders hilfreich ist es, Gefühle, die Vorlieben, Abneigungen und Erwartungen betreffen, mitzuteilen. Für jeden Partner ist es wichtig, den anderen wissen zu lassen, was er oder sie lieber hätte. Wie so oft bei MS, sind die beiden Partner wohl nicht in der Lage, die körperlichen Symptome oder das Problem selbst zu ändern, aber zwei Menschen, die einander mögen, sind oft fähig, einen neuen, annehmbaren Weg zu finden, der den Bedürfnissen beider entgegenkommt.

Schwangerschaft

Die Frage, ob man eine Familie gründen bzw. ob man weitere Kinder bekommen soll, ist eine schwierige Entscheidung, der junge MS-Betroffene und ihre Frauen/Männer gegenüberstehen. Bei Frauen kommt es häufig vor, daß sie den Beginn ihrer MS mit der Geburt eines Kindes in Verbindung bringen, und in der Vergangenheit haben einige Ärzte bei vorliegender MS-Diagnose ganz von Kindern abgeraten. Aber verschlimmert eine Schwangerschaft die MS wirklich? Oder kann eine Schwangerschaft die Ursache dieses Zustandes sein? Es stimmt sicherlich, daß sich die MS oft nach der Geburt eines Babys erstmals bemerkbar macht, aber der Grund dafür könnte sein, daß sowohl das «Kinderkriegen» als auch die Entstehung der MS normalerweise in der Altersgruppe junger Erwachsener auftritt. Mit anderen Worten: Die Verbindung kann rein zufällig sein. Untersuchungen der Langzeitwirkungen bei Frauen, die schwanger gewesen sind, und solchen, die keine Schwangerschaft erlebt haben, zeigten, daß Schwangerschaften langfristig keine Auswirkungen auf den möglichen Behinderungsgrad haben. Tatsächlich fühlen sich viele MS-betroffene Frauen während der

Schwangerschaft besser. Dann verschwinden viele Symptome, oder sie werden schwächer. Andererseits kommt es innerhalb weniger Monate nach der Geburt des Babys oft zu Schüben.

Entscheidungen treffen

Sollte also eine Frau, bei der MS diagnostiziert wurde, eine Familie gründen? Das ist eine Frage, die nur die betroffene Person beantworten kann, möglichst nach Besprechung mit ihrem Partner. Auch wenn die Schwangerschaft den Verlauf der MS nicht beeinflußt, sollte der Streß bedacht werden, den die Versorgung von Babys und kleinen Kindern mit sich bringt, ganz zu schweigen von der Belastung, die durch die Erziehung älterer Kinder und Teenager entsteht. Zu Beginn der Krankheit kann man nicht sagen, wie behindert jemand werden wird. Wenn fünf Jahre vergangen sind, ist der Arzt oft in der Lage, etwas über den möglichen weiteren Verlauf zu sagen. Grundsätzlich kann bei jemandem, der nach fünf Jahren schon ziemlich behindert ist, die langfristige Perspektive schlechter sein als bei jemandem, dem es nach fünf Jahren noch relativ gut geht. Das ist aber eine allgemeine Regel, und der einzelne kann sich sehr wohl als Ausnahme erweisen. Wenn ein Paar sehr jung ist, ist es vielleicht am besten, mit endgültigen Entscheidungen einige Jahre zu warten. Dieser Rat jedoch ist möglicherweise bei älteren Paaren, die weniger Zeit haben, nicht angebracht. MS-betroffene Frauen sind genauso fruchtbar wie andere Frauen. In keiner Weise beeinflußt die MS ihre Möglichkeit, schwanger zu werden.

Ein anderer Grund zur Sorge für die Paare ist die Frage, ob ihre Kinder eventuell die MS erben. Wie ich bereits in Kapitel 1 erläuterte, besteht für nahe Verwandte, einschließlich der Kinder eines/einer MS-Betroffenen ein leicht erhöhtes Risiko, MS zu bekommen. Das Risiko ist aber wirklich sehr gering, und MS ist keine Erbkrankheit. Das Paar muß vielleicht dieses geringe Risiko mit einem Arzt oder Berater besprechen, aber schließlich muß es seine eigene Entscheidung treffen. Viele entscheiden sich für Kinder, und fast alle diese Kinder wachsen gesund auf.

Verhütung

Wenn ein Paar beschließt, keine bzw. keine weiteren Kinder zu bekommen, muß es sich die geeignetste Art der Verhütung überlegen. Die Vasektomie (Methode der Sterilisation bei Männern, Anm. d. Übers.)

oder Sterilisation bei Frauen sind bei MS-Betroffenen nicht mit einem besonderen zusätzlichen Risiko verbunden. Auch gibt es keine Hinweise darauf, daß die Einnahme der Pille den Verlauf der MS in der einen oder anderen Weise beeinflussen könne. Ist eine dieser Methoden gewählt, wird der Arzt die MS in seine Überlegungen einbeziehen und sollte seine Patienten besonders betreuen, was regelmäßige Untersuchungen für diejenigen, die die Pille nehmen, einschließt. Die Spirale ist für einige Frauen möglicherweise nicht geeignet, besonders, wenn sie zu starken Spasmen der Beine neigen oder wenn ihre Sensibilität im Bauch- oder Beckenbereich gestört ist.

Alternativen

Wenn ein Paar eigene Kinder haben möchte, der Mann aber Probleme mit der Ejakulation oder der Erektion hat, kann die künstliche Befruchtung in Betracht gezogen werden; MS beeinträchtigt nicht die Fruchtbarkeit des männlichen Samens. Paare, die eigene Kinder nicht bekommen können oder wollen, können wie jedes andere Paar als Alternative die Adoption in Erwägung ziehen. Aber beide Partner müssen sich einer medizinischen Untersuchung unterziehen, und die MS könnte als negativer Faktor bewertet werden. Das ist nicht immer der Fall, und bei MS-Betroffenen mit nur leichter Behinderung wird manchmal die positive Möglichkeit angenommen, besonders, wenn die Krankheit einen gutartigen Verlauf zu haben scheint. Natürlich ist es nötig, sicher zu sein, daß beide Partner in der Lage sind, gute Eltern zu sein, weil die Zukunft eines Kindes auf dem Spiel steht.

Wenn Schwangerschaft, Verhütung oder andere Fragen dieser Art zur Debatte stehen, ist es wichtig, daß das Paar sich von seinem Hausarzt beraten läßt, daß es Fragen stellen kann und seine Entscheidung nach Einholung aller nötigen Informationen trifft. Jemand, der Beratung für solche Situationen und für sexuelle Probleme anbietet, muß nicht nur zum Zuhören fähig sein, sondern sollte auch über aktuelle und genaue Informationen zur MS verfügen. Solche Informationen sind immer von der MS-Gesellschaft zu beziehen, die durch einen Stab von Fachleuten und Wissenschaftlern beraten wird.

In unserem Fall stellten Penny und ich nach einigen Ehejahren fest, daß sie nicht schwanger geworden war. Das hatte nichts mit meiner MS zu tun, da ich relativ leicht betroffen war, aber, genau wie eines von acht Paaren, mußten wir akzeptieren, daß wir unfruchtbar waren. Zwar waren wir enttäuscht, wollten aber trotzdem Kinder haben, und uns beiden war bewußt, daß es viele Kinder gibt, die Eltern brauchen. Wir bewarben uns und wurden als Pflegeeltern angenommen. Clare und Sarah kamen im Alter von sieben beziehungsweise fünf Jahren zu uns und leben nun seit fast fünf Jahren mit uns. Wir entschieden uns dafür, lieber zwei Kinder als eines zu haben, damit sie füreinander Kameraden sein könnten. Wir haben uns auch ausgebeten, daß wir Kinder im Schulalter haben wollten, um die Belastung zu vermindern und mit Rücksicht auf meine MS sowie die Müdigkeitsprobleme. Jetzt sind wir in der Phase, unsere beiden Mädchen anzunehmen. Bislang hat meine MS keine große Schwierigkeit dargestellt, weder für uns Eltern noch für die Kinder. Wir haben gelernt, die Höhen und Tiefen des Familienlebens anzunehmen und genießen die Freuden, die Kinder bringen.

Kinder

Vergangenen Winter nahm eine meiner Töchter an der Aufführung der örtlichen Weihnachts-Pantomime teil. Sie war erfolgreich, und als junge natürliche Schauspielerin und Tänzerin liebt sie es, bei solchen Gelegenheiten teilzunehmen, sobald sie den Hauch einer Chance wittert! Als sie nach Hause kam, erzählte sie mir, daß der Vater eines Freundes bei der Pantomime mitspielen würde: «Du bist so lustig wie er», sagte sie. «Wenn du keine MS hättest, hättest du wie er in der Pantomime sein können.» Dann erzählte sie mir ausführlich, wie sie ihrem Freund erklärt hatte, warum ich nicht an der Aufführung teilnähme. «Weil er nicht auf der Bühne herumspringen kann – er hat eine Krankheit, die ihn nur langsam gehen läßt, und er muß einen Stock benutzen.»

Es ist eine traurige Tatsache, daß MS meist zu einer Zeit auftritt, zu der viele Menschen heiraten und ihre Kinder großziehen. Die Auswirkungen der MS auf das Familienleben und auf die emotionale Entwicklung der Kinder können gewaltig sein. Ich habe verschiedene Familien kennengelernt, in denen die Kinder großen Belastungen ausgesetzt waren. Beispielsweise kenne ich mehr als einen Fall, in dem die Belastung so groß war, daß ein Teenager der Familie einen Selbstmordversuch beging. Ich kenne auch Familien, in denen eines oder mehrere Kinder der Pflege der lokalen Institutionen übergeben wurden, weil sie zu Hause nicht mehr zu bändigen waren und weil ein Elternteil oder beide Eltern vollkommen unfähig waren, sich um sie zu kümmern. In einem Fall versuchte ein achtjähriger Junge, das Elternhaus abzubrennen.

Wenn jemand in der Familie behindert ist, bedeutet das natürlich für den gesunden Partner eine große Belastung. Ich habe bereits besprochen, was in solchen Beziehungen geschehen kann. Diese Belastung ist viel größer, wenn in der Familie außerdem noch kleine Kinder sind, die gepflegt und erzogen werden müssen. In solchen Situationen verwundert es nicht, daß der pflegende Partner sich oft überfordert fühlt, was für die Kinder ein großes Unglück ist. In manchen Fällen empfindet der gesunde Partner die Belastung als so groß, daß er die Familie verläßt und die behinderte Person mit der Aufgabe, die Kinder großzuziehen, alleine läßt. Das ist eine äußerst schwierige Aufgabe, und wenn die Unterstützung durch die Familie oder Freunde nicht ausreicht, können vielleicht soziale Institutionen helfen, indem sie die Betreuung teilweise übernehmen. Die Hilfe kann eine Haushaltskraft, die den Haushalt versorgt, oder die Möglichkeit der zeitweisen Betreuung der Kinder umfassen, um das Elternteil zu entlasten. Unter solchen Umständen muß das Kind vielleicht in ein Kinderheim gegeben werden; das führt zu weiteren Spannungen in den Beziehungen der Familie und für das betroffene Kind zu erhöhter Belastung.

Kinder im häuslichen Umfeld

Ich habe die eher tragischen Schwierigkeiten beschrieben, die auftreten können, wenn ein Familienmitglied MS hat, aber die meisten Probleme, die auf Kinder und die Familien zukommen, können zu Hause bewältigt werden. Es ist erstaunlich, wie gut sich einige Familien anpassen und wie erfolgreich Eltern ihre Rollen und Lebensgewohnheiten verändern können, um den Bedürfnissen ihrer Kinder gerecht zu werden.

Eltern sind manchmal unsicher, wieviel sie kleinen Kindern über MS erzählen sollten und ob das ganze Thema am besten geheimgehalten werden sollte, um die Kinder nicht zu belasten. Es ist schwierig, den richtigen Mittelweg zwischen den beiden Extremen zu gehen – den Kindern zu viel oder andererseits überhaupt nichts zu erzählen. Aber Kinder sind manchmal sehr sensibel für das, was nicht gesagt wird und sorgen sich oft viel mehr, wenn die Eltern ein Geheimnis haben, als wenn die Tatsachen ihnen in einer Art, die sie verstehen können, erklärt werden.

Einige Kinder denken, daß ein Elternteil sehr krank sei oder bald sterben werde, und möglicherweise können sie aus Angst, ihre Eltern aufzuregen, ihre Seelenqualen nicht offen ausdrücken. Das beeinträchtigt nicht nur das betroffene Kind, sondern auch die Beziehung zwischen dem Kind und seinen Eltern. Unter Umständen führt das zu schweren Verhaltensstörungen, Selbstmordversuchen oder Schulproblemen sowie zum Tyrannisieren anderer Kinder oder zur Unfähigkeit, die normalen Schulaufgaben zu erledigen. Es ist besser, Sorgen offen zum Ausdruck zu bringen als sie in sich «hineinzufressen».

Für Kinder kann es manchmal unangenehm sein, ein behindertes Elternteil in der Öffentlichkeit zu begleiten, und eventuell sträuben sie sich dagegen, mit ihrer Mutter oder ihrem Vater unter solchen Umständen gesehen zu werden. Das kann bei dem Elternteil dazu führen, sich abgelehnt zu fühlen, wodurch es böse auf das Kind wird, was das ganze Problem nur verschärft. Einige Kinder mit einem MS-betroffenen Elternteil beneiden die Kinder mit gesunden Eltern. Ein Mädchen vermißt vielleicht das Erlebnis, mit seiner Muter einen Einkaufsbummel zu machen, oder ein Junge beneidet und grollt anderen Jungen, die mit ihren Vätern Fußball spielen können.

Manchmal fühlen Kinder sich wegen der MS ihrer Mutter oder ihres Vaters schuldig und werfen sich selber recht unvernünftigerweise vor, entweder die Ursache der Krankheit zu sein oder eine zusätzliche Belastung für ihre Eltern darzustellen. In extremen Fällen kann auch das dazu führen, daß ein Teenager zuviele Tabletten schluckt oder ein anderes selbstzerstörerisches Verhalten zur Folge haben. Schuldgefühle werden selbstverständlich nicht durch Mütter abgebaut, die bei dem zwecklosen Versuch, einen Grund für die Krankheit zu finden, den Beginn ihrer MS mit der Geburt ihres Kindes in Verbindung bringen!

In derartigen Fällen kann es für die ganze Familie hilfreich sein, zusammen zu einer Familienberatung zu gehen. Sozialarbeiter oder Psychiater können ihre Einschätzung oder eine Therapie mit dem Ziel anbieten, die Familien zu mehr Offenheit in bezug auf ihre Ängste, Frustrationen und ihre gegenseitigen Erwartungen zu ermutigen, so daß die Kommunikationswege zwischen den Familienmitgliedern verbessert werden können.

Beantwortung von Fragen

Familiengeheimnisse schaffen normalerweise mehr Probleme als sie lösen. Daher sollten Kinder zum Verständnis der elterlichen Schwierigkeiten einbezogen werden. Kleine Kinder stellen normalerweise Fragen, wenn sie die Gelegenheit dazu haben, und sie akzeptieren Antworten, die die Situation auf dem Niveau ihres Verständnisses erklären.

«Warum muß Mami einen Stock benutzen?»
«Weil ihre Beine schwach sind und ein Stock ihr hilft, besser zu laufen.»
«Warum sind Mamis Beine schwach?»
«Weil sie eine Krankheit gehabt hat, die es den Befehlen erschwert, von ihrem Gehirn in die Muskeln der Beine zu kommen. Wenn sie versucht, ihre Beine zu bewegen, geht das nicht richtig, und sie schwankt. Wenn sie einen Stock benutzt, fühlt sie sich sicherer, und sie läuft besser.»
«Werde ich diese Krankheit auch bekommen?»

Diese letzte Frage ist bei Kindern eine verbreitete Sorge, und es ist wichtig, daß sie verstehen, daß MS keine erbliche Krankheit ist und daß es äußerst unwahrscheinlich ist, daß sie sie jemals bekommen. Es ist auch nötig zu erklären, daß man sich die Krankheit nicht «einfängt» (infektiös oder ansteckend).

Je ehrlicher mit den Fragen der Kinder umgegangen wird und sie beantwortet werden, desto zufriedener und sicherer fühlen die Kinder sich. Im Laufe der Zeit gibt es Gelegenheiten, ihnen die MS Stück für Stück zu erklären, wobei sie die Ermüdbarkeit und andere besondere Probleme je nach Lage des Falles verstehen lernen. Die MS-Gesellschaft hat eine besondere Broschüre für Familien herausgegeben, und es ist eine gute Idee, wenn Eltern und Kinder dieses Büchlein mit den Bildern und Erläuterungen gemeinsam lesen und besprechen.

Reaktionen der Kinder

Während einige Eltern ihre Kinder vor der MS überbeschützen, werden in anderen Fällen die Kinder von klein auf als Helfer miteinbezogen. Vielleicht übernehmen sie diese Aufgabe willig, aber auch dies hat seine Gefahren. Die Kinder wachsen heran und fühlen sich eventuell ihren Eltern gegenüber schuldig und sich selbst gegenüber schlecht. Wenn sie zu früh in ihrem Leben zuviel Verantwortung übernehmen, vermissen sie unter Umständen, umsorgt worden zu sein und sich in ihrer Eigenart vollkommen geliebt gefühlt zu haben. Einige Kinder werden «kleine Erwachsene», was möglicherweise bedeutet, daß sie nicht normal heranwachsen und im späteren Leben Schwierigkeiten haben, Beziehungen aufzubauen, weil sie unsicher oder herrisch und herrschsüchtig bleiben.

Andererseits lehnen sich einige Kinder gegen ihre Eltern auf und tun überhaupt nichts, um zu helfen. Ihr Weg, das Problem zu meistern, ist die eigene Distanzierung und der Versuch, ein so abgetrenntes Leben wie möglich zu führen. Diese beiden Extreme können vermieden werden, wenn man von den Kindern nicht erwartet, die Aufgaben der Erwachsenen zu übernehmen oder «kleine Erwachsene» zu werden, bevor sie emotional reif genug für diese Rolle sind. Eltern müssen sich dieser Gefahren bewußt sein. Gelegentlich kann man den Kindern erlauben zu helfen, aber es ist nicht richtig, sich auf ein Kind zu verlassen, wenn es darum geht, die Auswirkungen der MS auszugleichen, oder dem Kind mehr Verantwortung zu übertragen als es sein emotionales Alter und die Reife zulassen.

Ich kenne mehrere Erwachsene, die in Familien groß geworden sind, in denen ein Elternteil MS hatte. Einige dieser Menschen haben unglückliche Erinnerungen an ihre Kindheit, was natürlich bis zu einem gewissen Grad unvermeidbar ist. Einige dieser erwachsen gewordenen Kinder fanden es unmöglich, ihren eigenen Eltern zu helfen und fühlen sich für das Geschehen schuldig. Einige haben es fertiggebracht, diese Konflikte zu lösen, indem sie anderen behinderten Menschen helfen oder in der örtlichen Zweigstelle der MS-Gesellschaft tätig werden, wobei ihre Erfahrung und ihr Verständnis von unschätzbarem Wert sind. Es ist oft leichter für sie, jemandem, dem sie emotional nicht so nahestehen, zu helfen als ihren eigenen Eltern, weil sie manchmal den Schmerz als unerträglich empfinden.

Übung für das Leben

Unsere beiden Töchter, Clare und Sarah, haben sich in ihrem neuen Zuhause gut eingelebt. Wir hatten unsere Höhen und Tiefen, aber wir versuchen, offen und ehrlich mit ihnen umzugehen und gleichzeitig unsere Rolle als verantwortliche Eltern wahrzunehmen. Das war manchmal schwierig, aber beide Mädchen haben durch Fragen und Gespräche während der ganzen Zeit, die sie mit uns leben, gelernt, meine MS zu verstehen. Diese Gespräche ergaben sich spontan, und im Laufe der Jahre haben sie sich ein Bild von der MS und ihren Folgen gemacht, das für sie verständlich ist. Die Mädchen können jetzt offen über MS sprechen, und sie haben verschiedene andere von der Krankheit Betroffene mit unterschiedlichen Behinderungsgraden kennengelernt. Das Bild eines MS-betroffenen Mannes wurde von Clare gezeichnet, als sie noch viel jünger war. Es beruht auf ihrer Sicht meiner Situation, und ich denke, es spricht für sich (Abb. 5)!

In jeder Familie ist es nötig, mit Belastungen der einen oder anderen Art umzugehen, und je mehr Übung Kinder in der Meisterung kleiner Probleme bekommen, um so besser werden sie im späteren Leben mit großen Problemen fertig werden können. Penny und ich hätten uns nicht überlegt, Clare und Sarah zu uns zu nehmen, wenn meine eigene MS schlimmer gewesen wäre und wenn ich nicht erwartet hätte, noch etliche Jahre einigermaßen unbehindert zu bleiben. Wir sind zufrieden mit dem Lauf, den die Dinge genommen haben, und ich sehe keinen Grund, warum andere Familien mit einem MS-Mitglied nicht in der Lage sein sollten, Kindern ein glückliches Zuhause zu bieten, wenn einmal die Behinderungen und Begrenzungen als selbstverständliche Aspekte des Lebens angenommen worden sind.

Ich kenne eine Frau namens Carol, deren Mann durch MS schwerstbehindert war und inzwischen gestorben ist. Carol ist ein gutes Beispiel für jemanden, der trotz eigener Probleme weiterhin die Tochter versorgt und erzogen hat. Obwohl ihr Mann vollkommen gelähmt war, versuchte Carol immer, ihn in die Entscheidungen über ihre Tochter miteinzubeziehen und vergewisserte sich immer, daß er als ihr Vater vollständig beteiligt war. Das muß zeitweise schwierig gewesen sein, und ich bewundere sie sehr. Carol ist eine echte Expertin für das Leben mit MS, und Leute wie sie können den Professionellen einiges beibringen.

Es mag den Anschein haben, als habe ich mich in diesem Kapitel zu sehr auf die Probleme, die unter Umständen auftreten können, konzentriert. Ich habe das getan, weil es wichtig ist, sich dieser potentiellen Schwierigkeiten bewußt zu sein, damit man mit ihnen umgehen kann, wenn sie auftreten, bevor man die Kontrolle verliert. Aber ich möchte betonen, daß Kinder oft weniger zart und anpassungsfähiger sind als man annimmt. Wenn Kindern viel Liebe, Verständnis und das Gefühl der Sicherheit gegeben wird, so daß sie genau wissen, wo sie hingehören, werden sie nicht nur überleben, sondern zu Menschen heranwachsen, die anderen ein- und mitfühlend begegnen. Das geschieht nicht trotz, sondern wegen ihrer Erfahrungen und aufgrund der Art, wie sie behandelt werden. Kinder müssen durch Erfahrungen lernen; auch wenn wir uns nicht aussuchen können, was uns im Leben zustößt, können wir die Art unserer Reaktion auf die Situationen wählen. Dadurch können wir vieles über uns selbst und über andere Menschen lernen, was uns befähigt, trotz Unglücks und Enttäuschung, denen wir alle in der einen oder anderen Art auf unserem besonderen Lebensweg begegnen, das Leben intensiver zu leben.

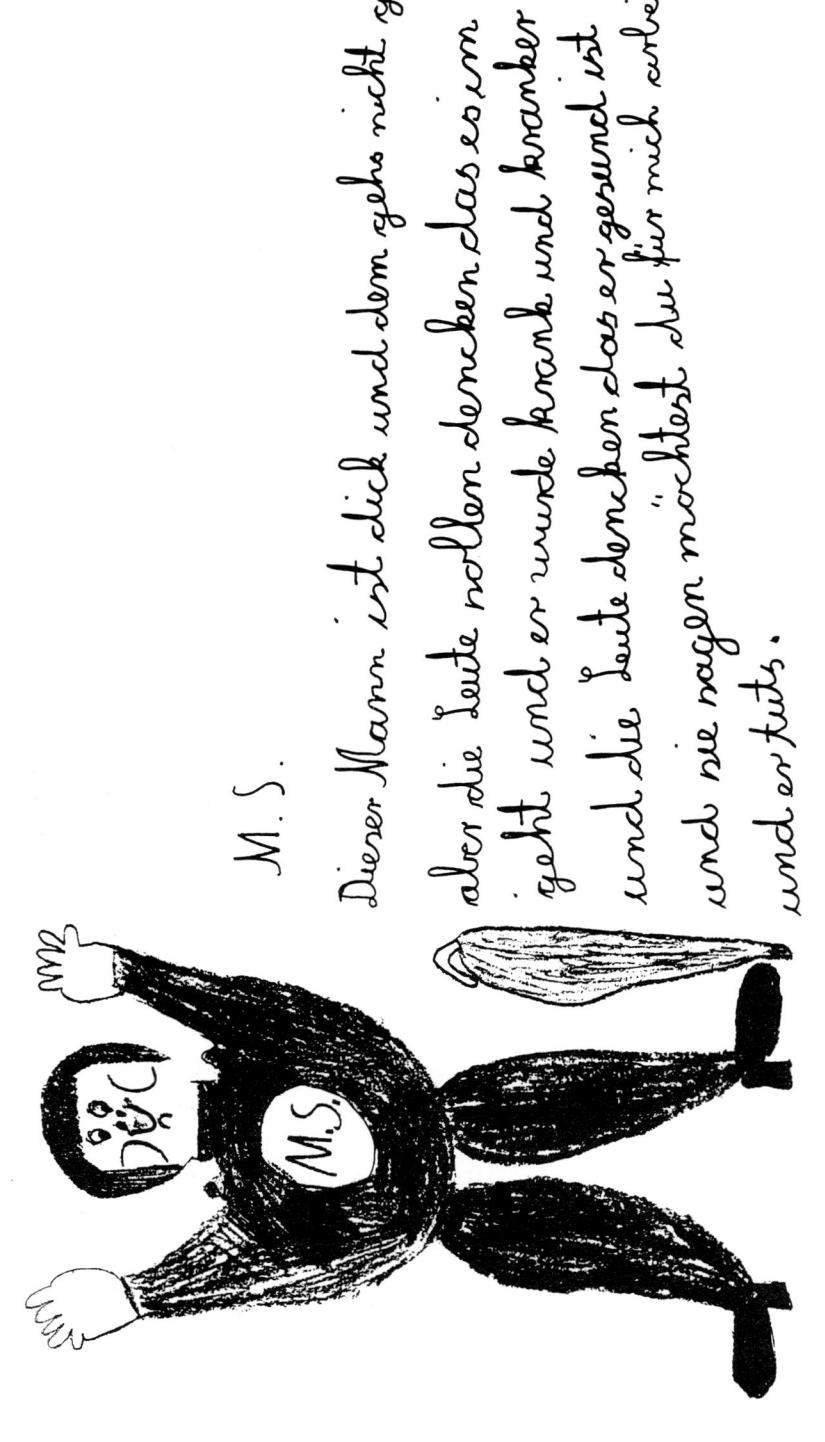

M. S.

Dieser Mann ist dick und dem geht es nicht gut aber die Leute wollen denken das es im gut geht und er wurde krank und kranker und die Leute denken das er gesund ist und nie sagen möchtest du für mich arbeiten und er tuts.

Abb. 5: MS aus der Sicht eines Kindes – so hat mich meine Tochter Clare gezeichnet

9. Professionelle Hilfe

Auch wenn MS zur Zeit eine unheilbare Krankheit ist, gibt es viele Möglichkeiten, den Menschen und ihren Familien zu helfen, das Beste aus ihrem Leben zu machen und sich an ihre individuellen Begrenzungen und Verhältnisse anzupassen. Ich habe bereits die Methoden besprochen, die Ärzte anwenden, um die Symptome zu vermindern. Das beinhaltet die Cortisone zur Abschwächung akuter Symptome und andere Medikamente, um Spastizität und Schmerzen zu lindern. Ich habe auch die Bedeutung einer vernünftigen Ernährung und eines ebensolchen Lebensstils erwähnt.

Zusätzlich zu diesen medizinischen Behandlungen gibt es eine Reihe anderer Therapien und Dienstleistungen, die den Menschen mit ihrer MS und den Familien helfen können.

Pflegedienst

Nach der Diagnosestellung wenden sich die meisten Menschen, wenn die Familie Rat, Unterstützung und weitere Hilfe braucht, zunächst an ihren Hausarzt. Dieser ist nicht nur für die medizinische Versorgung der MS verantwortlich, sondern ist auch in der Lage, abhängig von den Bedürfnissen des Patienten, sich wegen weiterer Hilfe an andere Professionelle zu wenden. Das Verhältnis zwischen Arzt und Patient sowie die Notwendigkeit von Ehrlichkeit und Beratung sowohl durch den Hausarzt als auch durch den Neurologen zur Zeit der Diagnosestellung habe ich bereits eingehend beleuchtet. Während des gesamten Krankheitsverlaufes ist es entscheidend, daß die Patienten ihren Ärzten vertrauen und sie fragen können und daß sie gute Ratschläge, versierte medizinische Betreuung und eine einfühlsame Beratung erhalten.

Andere Professionelle, die, wenn nötig, beteiligt werden können, sind u.a. die Mitarbeiter der Sozialstationen, die sowohl mit praktischen Ratschlägen und mit Beratung dienen können als auch unterstützend helfen, wenn jemand durch eine Körperbehinderung eingeschränkt ist. Manchmal besuchen sie den Patienten täglich, um die nötige Pflege, wie Verhinderung von Druckgeschwüren, Handhabung des Katheters und die Regulation der Darmtätigkeit sicherzustellen.

Krankenschwestern spielen sowohl im Krankenhaus als auch zu Hause eine entscheidende Rolle, indem sie dafür sorgen, daß die Menschen, die sich nicht bewegen und keine Schmerzen spüren können, regelmäßig gedreht und in adäquater Weise betreut werden. Wenn jemand schwer behindert ist, gibt es keine Alternative zu diesem regelmäßigen «Wenden» und einer geschulten Krankenpflege. In der Vergangenheit wurden Leute mit Druckgeschwüren aus dem Bett genommen und auf Stühle gesetzt, weil man dachte, das würde den Geschwüren eine Abheilung ermöglichen. Das stimmt nicht, denn jemand, der kein Schmerzempfinden hat, kann auch auf einem Stuhl schwere Druckgeschwüre bekommen, wenn man ihn oder sie ohne Wechsel in derselben Position verharren läßt.

In der Aufklärung der Familienmitglieder über diese Zusammenhänge leisten die Krankenschwestern viel Arbeit; oft sind sie auch diejenigen, die den Sorgen, Ängsten und Enttäuschungen sowohl der MS-Betroffenen als auch ihrer Angehörigen am besten zuhören können. Aus diesem Grunde müssen Krankenschwestern im Zuhören und Beraten geschult werden, und sie müssen erkennen, daß man den Patienten und Angehörigen, abgesehen von der notwendigen praktischen Hilfe, erlauben muß, ihren traurigen und ärgerlichen Gefühlen Luft zu machen. Eine gute Krankenschwester wird unwillkürlich die Rolle eines Beraters spielen müssen, weshalb sie in beratenden Fähigkeiten ausgebildet werden sollte, damit sie den Ärger nicht persönlich nimmt und in der Lage ist, Familienspannungen auf eine verständnisvolle, konstruktive Weise zu entschärfen. Das ist nie leicht, und aus Gesprächen mit Krankenschwestern weiß ich, als wie schwer sie diesen Teil ihrer Tätigkeit empfinden.

Krankenschwestern, die an der Betreuung und Behandlung Schwerbehinderter beteiligt sind, brauchen auch selbst die Möglichkeit, ihren Gefühlen von Frustration und Angst freien Lauf zu lassen. Deshalb glaube ich, daß sie genau wie andere Professionelle, regelmäßig in begleitenden Gruppen zusammenkommen sollten. Solche Gruppen sollten sich häufig treffen und nicht als Nebenaktivität, sondern vielmehr als ein wesentlicher Bestandteil der Arbeitswoche gesehen werden. Auf diese Weise werden die Krankenschwestern fähig sein, die eigenen emotionalen Spannungen zu verarbeiten und für sich selber besser zu sorgen. Außerdem werden sie dadurch befähigt, sowohl ihren Patienten als auch ihren Kollegen bessere Dienste zu erweisen.

Beratung – was ist das?

Wenn jemand früher gebeten wurde, einen «Rat zu geben», dann wurde ein Ratschlag erwartet. Das moderne Wort «Beratung» meint etwas vollkommen anderes, und das kann der Grund für viele Mißverständnisse sein. Vielleicht kann man Beratung am besten erklären, indem man die verschiedenen Hilfsarten beleuchtet, die nicht Beratung sind. Dazu werde ich vier mögliche Antworten auflisten, die man jemandem, der mit einem Problem kommt, um Hilfe zu erhalten, geben kann:

1. «Sie sollten...» Das ist ein Ratschlag, es ist nicht die Antwort eines Menschen, der Beratung anbietet.
2. «Wenn ich in Ihrer Lage wäre,...» Das ist das Kundtun einer Meinung, es handelt sich nicht um Beratung.
3. «Ich weiß, wie Sie sich fühlen...» Das ist Mitgefühl, keine Beratung.
4. «Ich werde das für Sie abklären...» Hierbei handelt es sich um das Angebot praktischer Hilfe, was wiederum nicht die Aufgabe eines Beraters ist.

Diese vier Antworten, von denen jede für bestimmte Situationen passend ist, sind in jedem Fall sinnvolle Möglichkeiten, jemandem zu helfen. Aber es handelt sich nicht um Beratung, weil die Entscheidungen von der helfenden Person und nicht von dem zu Helfenden getroffen werden. Derartige Antworten können dazu führen, daß sich jemand noch hilfloser fühlt und noch weniger Selbstvertrauen hat als vorher, weil der Helfer über ihm steht und die Lage «unter Kontrolle» hat, während er selbst der Unterlegene ist, dem «geholfen wird».

Das Wesentliche einer echten Beratungsbeziehung ist die Achtung vor und die Aufmerksamkeit für den Menschen, der ein Problem hat; Beratung ist ein Weg der Hilfe zur Selbsthilfe. Das erste, was ein Berater lernt, ist die Fähigkeit, zuzuhören. Als zweites lernt er, wie er dem «Klienten» verdeutlicht, daß er ihm ganz genau zugehört hat. Danach ist es das Ziel des Beratungsverhältnisses, dem Klienten zu ermöglichen, seine Probleme zu ergründen und seine Gefühle und Einstellungen in bezug auf diese Probleme abzuklären. Der Berater versucht, dem Klienten zu helfen, jedes Problem besser zu verstehen, so daß dieser in der Lage ist, eine Wahl zu treffen oder aktiv zu werden, um eine unbefriedigende Situation zu verändern. Betont werden sollte, daß der Klient, indem er seine eigenen Entscheidungen trifft, die Verantwortung für sein eigenes Leben trägt.

Viele Menschen sind von Natur aus Berater, und es ist ein Märchen, daß es sich bei beratenden Fähigkeiten um exklusive Fertigkeiten einer speziellen professionellen Gruppe handele. Von Zeit zu Zeit bedienen wir uns alle in unseren normalen Beziehungen zu Freunden oder zu Kollegen bei der Arbeit dieser Fertigkeiten. Ein professionelles Beratungsverhältnis ist einseitig, weil die Beratung Teil einer Leistung ist, die Professionelle, seien es nun Krankenschwestern, Sozialarbeiter, bestimmte Therapeuten (z.B. Krankengymnasten), Psychologen oder Ärzte, anbieten. In vielen anderen Berufen kommen beratende Fähigkeiten zum Tragen, und jeder kann durch Schulung seine bereits vorhandenen diesbezüglichen Fähigkeiten ausbauen. Es gibt auch Menschen, die von Beruf «Berater» sind, aber meist arbeiten sie auf einem Spezialgebiet, wo sie neben den beratenden Fähigkeiten detailliertes Wissen benötigen. Berater dieser Art werden manchmal von mehreren Hausärzten oder von verschiedenen Institutionen angestellt. Einige Berater bieten ihre Dienste privat an, aber es ist ratsam, den Berater unter diesen Umständen sorgfältig auszuwählen, weil die Anforderungen beträchtlich voneinander abweichen.

Ich bin nicht besonders glücklich über die berufsmäßigen Berater, aber ich bin sehr interessiert daran, daß alle Professionellen, die mit Menschen arbeiten, beratende Fähigkeiten erwerben sollten. Ich halte diese Fähigkeiten für genauso wichtig wie das Wissen eines Spezialisten. Deshalb ermutige ich die Hauptamtlichen im Gesundheits- und Sozialwesen lieber, ihre eigenen Klienten selbst zu beraten, als daß ich diese Aufgabe übernehme oder andere Berater anderswo empfehle. Glücklicherweise nimmt die Tendenz, sich für Beratung zu interessieren und die nötigen Fertigkeiten zu erlernen, bei den Professionellen zu. Ich hoffe, daß dieser neue Trend eines Tages allgemeine Gültigkeit bekommt.

Sozialarbeiter

Behinderung führt oft zu einer Vielzahl praktischer und finanzieller Probleme, wobei Sozialarbeiter unschätzbare Hilfe bei deren Bewältigung leisten können. Sozialarbeiter können Ratschläge in bezug auf finanzielle Beihilfen, Renten und Behindertenzuschüsse geben, sie können Tages- und andere Pflegedienste organisieren, und einige können sogar eine erfahrene Familienberatung anbieten. Die Kriterien für finanzielle Unterstützung und andere Sozialzuwendungen sind oft kompliziert, und der Sozialarbeiter kann erklären, wozu der/die einzelne

berechtigt ist und wie man den Antrag stellt. Bezüglich der Sozialzuwendungen verändern sich die Einzelheiten ständig, weshalb es gut ist
zu wissen, wohin man gehen muß, um aktuelle Informationen und
Ratschläge zu bekommen.

Informationen über Renten, Pflegegelder und Fahrkostenzuschüsse
können bei Rentenberatern, Sozialämtern oder bei der MS-Gesellschaft eingeholt werden. Auch andere Beratungsstellen, z.B. der Wohlfahrtsverbände und Kirchen, können in Fragen der Sozialhilfe Aus-
kunft geben. Die Informationen zu diesen Fragen sind meist kostenlos,
und ich habe nicht vor, detailliert auf die Einzelheiten einzugehen.
Jedenfalls muß ich die Bedeutung der finanziellen Unabhängigkeit für
jeden behinderten Menschen betonen; sie ist entscheidend für sein/ihr
Sicherheits- und Selbstwertgefühl. Viele soziale und zwischenmensch-
liche Schwierigkeiten können vermindert werden, wenn ein entspre-
chendes Familieneinkommen sichergestellt ist. Für den Verlust des verdienten Einkommens eines/einer MS-Betroffenen sollte es eine angemessene Entschädigung geben. Oftmals muß auch noch ein anderes
Familienmitglied seinen Beruf aufgeben, um den behinderten Angehörigen zu versorgen. Finanzielle Unterstützung läßt die Wahrscheinlichkeit, daß Kinder in Pflege gegeben werden müssen, sinken und ermöglicht es der Familie, einen angemessenen Lebensstandard aufrecht zu
erhalten.

Einstellungen zur Annahme finanzieller Unterstützung

Unterstützung dieser Art von Staat oder Gemeinde wird oft mit Argwohn gesehen und manchmal stolz zurückgewiesen: «Ich brauche
keine Almosen.» Das ist eine verständliche Reaktion; kaum jemand
möchte das Gefühl haben, von anderen abhängig zu sein, wenn es sich
vermeiden läßt. Andererseits sollten die Leute erkennen, daß das, was
sie bekommen, keine Beleidigung ist, sondern meistens handelt es sich
um Früchte ihrer eigenen Arbeit und ihres Fleißes aus den Zeiten, als
sie gesund waren. Es gibt immer einige Menschen, die versuchen,
möglichst viel aus dem Staat herauszuholen, aber viele gehen in der
anderen Richtung zu weit und versäumen es, die Unterstützung anzunehmen, die ihnen zusteht. Im Endeffekt ist diese Verhaltensweise für
andere Menschen, die behindert sind und es sich nicht leisten können,
die ihnen zustehende finanzielle Hilfe abzulehnen, wenig hilfreich. Für
alle ist viel besser, wenn diejenigen, denen Vergünstigungen zustehen,
diese auch annehmen, weil so der unnötige «Schandfleck» gleichmäßig

verteilt und vermindert wird. Global betrachtet ist die soziale Sicherheit nichts anderes als ein nationales Versicherungssystem.

Ich selbst habe mich in dieser Hinsicht schuldig gemacht, weil es mir lange zu peinlich war und ich zu stolz dazu war, den Parkausweis für Behinderte zu beantragen, der mir erlaubt, mein Auto auf bevorzugten Parkplätzen zu parken. Ein befreundeter Sozialarbeiter klärte mich schließlich über alle Einzelheiten des Systems auf und bestand darauf, daß ich den Antrag nicht nur zu meinem eigenen Vorteil, sondern zum Vorteil aller stellte, die sich in einer ähnlichen Situation befinden. Er verdeutlichte mir folgendes: Je mehr Leute ihre Bedürfnisse äußern, desto besser für alle Behinderten. Nachdem ich seinen Rat erhalten hatte, wartete ich noch ein weiteres Jahr, ehe ich den Ausweis endlich beantragte. Ich hatte die Arbeit gewechselt, konnte schlechter laufen und wußte, daß es für mich immer schwieriger werden würde, ohne den Ausweis arbeiten oder einkaufen zu gehen. Der Ausweis hat durch die Verminderung des Stresses und der Ermüdung mein Leben wesentlich verändert. Dieses hervorragende System ermöglicht es vielen behinderten Menschen, ein viel erfüllteres Leben zu führen als zuvor.

Dieselben Probleme hatte ich mit der Frage, ob ich die «Verkehrsvergünstigung» (besondere Sozialleistung in Großbritannien, etwa in Deutschland vergleichbar den Vergünstigungen im Nahverkehr, bei Benutzung der Bundesbahn oder der Lufthansa auf innerdeutschen Flügen, Anm. d. Übers.) beantragen sollte oder nicht. Ich meinte, daß andere Menschen die Verkehrsvergünstigung stärker benötigten als ich und daß mein Einkommen, verglichen mit dem vieler anderer, recht hoch sei. Außerdem fürchtete ich, daß mein Gesuch abgelehnt werden könnte; an manchen Tagen kann ich mit meinem Stock recht gut laufen. Andererseits gibt es Tage, an denen mir das Laufen äußerst schwerfällt oder unmöglich ist, besonders wenn es sehr heiß ist, oder wenn ich stark ermüdet bin. Schließlich beantragte ich die Vergünstigung und gab vollkommen ehrlich an, wie gut ich manchmal laufen kann und wie schwer es mir zu anderen Zeiten fällt. Der Arzt, der mich untersuchte, wußte gut Bescheid und war sich über die täglichen, teilweise stündlichen Schwankungen bei MS im klaren. Leider habe ich von vielen Menschen gehört, daß einige Ärzte das nicht wissen, und ich kenne Leute, denen die Verkehrsvergünstigung ungerechterweise verweigert wurde. Die meisten davon haben mit Hilfe und Unterstützung eines Sozialarbeiters der MS-Zweigstelle, eines Rechtsanwaltes, durch Beratung und Hilfestellung des Sozialamtes, der Wohlfahrtsverbände oder der Kirchen erfolgreich Widerspruch eingelegt.

Ein anderes Argument, das mich davon überzeugte, die Vergünstigung zu beantragen, war dasselbe, das mich auch dazu gebracht hatte, um den Parkausweis zu ersuchen. Ein anderer MS-Betroffener verdeutlichte mir, daß es meine Pflicht sei, die Vergünstigung zu beantragen. Je mehr MS-Betroffene nämlich den Antrag stellen, um so bekannter würden die besonderen MS-Probleme und um so besser sei es für uns alle, die wir von dieser speziellen Krankheit betroffen sind.

Die Verkehrsvergünstigung ermöglicht es mir, ohne großartige Umstände, Ermüdung und Streß viel weiter zu fahren. Jetzt kann ich Taxis zu Gelegenheiten benutzen, zu denen ich vorher trotz der Schwierigkeiten versucht hätte, öffentliche Verkehrsmittel zu benutzen. Außerdem habe ich die Vergünstigung in Anspruch genommen, um mir ein leichtgängiges Dreirad zu kaufen; das ist eine gute Möglichkeit, um zu den Geschäften zu gelangen, die 1 bis 2 km von meinem Wohnort entfernt sind. So weit kann ich nicht laufen, und das Dreirad befähigt mich, in der näheren Umgebung ohne Auto herumzukommen.

Die Verkehrsvergünstigung und der Parkausweis haben zwar meinen Stolz vermindert, dafür fühle ich mich aber menschlicher! MS verwischt viele Unterschiede, und wir, die wir besondere Bedürfnisse haben, müssen zusammenhalten und einander unterstützen. Dafür bin ich heute stolz darauf, daß ich in einem Land mit einem Gefühl für soziale Verantwortung lebe, und ich bin froh, daß Menschen, die ohne eigenes Verschulden behindert sind, solche Unterstützung erhalten, dadurch ihre Unabhängigkeit wiedererlangen und so zum gesellschaftlichen Leben beitragen können. Man sagt, daß man eine wirklich zivilisierte Gesellschaft an der Art, wie sie mit ihren kranken und behinderten Bürgern umgeht, messen kann. Das kann mit den Worten «jedem nach seinen Bedürfnissen und jeder nach seinen Fähigkeiten» zusammengefaßt werden. In verschiedenen Kulturen werden diese Worte unterschiedlich interpretiert, aber kann jemand ihren Wert oder ihre Menschlichkeit bestreiten?

Rehabilitation

Dieses Wort kann viele Bedeutungen haben. Ich erinnere mich, daß ich vor Ekel erschauderte, als ich hörte, daß es in der Nähe meines Zuhauses ein Zigeuner-Rehabilitationszentrum gäbe. Die grundsätzliche Vorstellung der «Rehabilitation» von Zigeunern ist mir fremd. Sie scheint davon auszugehen, daß Zigeuner «anomal» und «abartig» seien und daß sie an den Rest der Gesellschaft angepaßt werden müßten. Ich bewundere viele der Werte und Prinzipien, die für die Lebensweise der Zigeuner typisch sind, und ich verabscheue jegliche «Rehabilitation» oder «Behandlung», deren Ziel es ist, andere Leute, nur weil sie anders sind, zu verändern.

Aber wie steht es mit der MS-Rehabilitation? Früher handelte es sich, wie bei den Zigeunern, um eine einseitige Angelegenheit. In den letzten Jahren aber sind die MS-Betroffenen und ihre Verwandten verstärkt in die für das Rehabilitationsprogramm wichtigen Entscheidungsprozesse eingezogen worden. Während eines Seminares, das kürzlich über MS-Rehabilitation in der Schweiz stattfand, sagte Margaretha, eine schwedische MS-Betroffene:

«Rehabilitation beinhaltet *alle Maßnahmen*, die es ermöglichen, ein möglichst normales Leben zu führen.»

Ein anderer Redner ein belgischer Arzt, verdeutlichte, daß er den behinderten Menschen «nicht als krankes, losgelöstes Objekt medizinischer Fürsorge, sondern als menschliches Wesen mit Wachstums- und Entwicklungsmöglichkeiten» betrachte. Ein schweizerischer Neurologe definierte die Rehabilitation so, wie sie von seinem Team verstanden wird, auf folgende Art: «Unter dem Rehabilitationskonzept verstehen wir das Zusammenspiel von medizinischen, psychologischen und sozialen Maßnahmen, um den Patienten eine möglichst weitgehende Verbesserung ihrer körperlichen, geistigen und sozialen Funktionen zu ermöglichen. Rehabilitation ist ein zeitlich unbegrenzter Lernprozeß, der die größtmögliche Lebensqualität für MS-Betroffene zum Ziel hat.»

Die Rehabilitation von MS-Betroffenen sollte ebenso deren Familien, Freunde, Arbeitskollegen und letztlich die ganze Gemeinschaft miteinbeziehen. Statt zu versuchen, die Menschen so zu verändern, daß sie an die Mehrheit angepaßt werden, sollte die Rehabilitation als gemeinsame Aufgabe mit der MS-Familie im Mittelpunkt gesehen werden. Dann ist die Familie in der Lage, die Initiative zu ergreifen, Entscheidungen zu treffen und im Rehabilitationsprozeß ein ausgedehntes Mitspracherecht wahrzunehmen.

Leider arbeiten nicht alle Rehabilitations-Teams derartigen idealen Vorstellungen entsprechend, aber sicherlich wächst in vielen Teilen der Welt die Bereitschaft, diese Ideen auszuprobieren. Das trifft vor allem dann zu, wenn MS-Betroffene, so wie derzeit in Schweden, in der Lage sind, ihre eigenen Vorstellungen auf einer politischen Ebene kundzutun.

Das Team

Rehabilitations-Teams sind unterschiedlich zusammengesetzt, aber normalerweise umfaßt das Team einen Rehabilitations-Arzt, Ergotherapeuten, Physiotherapeuten, Sozialarbeiter, Psychologen und Logopäden. Der Reha-Arzt koordiniert die Funktionen des Teams. Die Abteilung selbst ist meistens einem größeren Krankenhaus, gelegentlich einer Universität, angegliedert. Der verantwortliche Arzt arbeitet mit den Hausärzten und Neurologen genauso wie mit den anderen Teammitgliedern zusammen, um die Rehabilitations-Ziele für den einzelnen Patienten zu bestimmen. Der Sozialarbeiter sorgt für die Anbindung der Familie an die Abteilung und bietet Beratung und Spezialwissen an.

Der Logopäde kann dem MS-Betroffenen helfen, der Schwierigkeiten beim Sprechen hat, was manchmal vorkommt. Dabei ist es das Ziel, der betroffenen Person die Anpassung an ihre Behinderung zu ermöglichen, indem sie eine bessere Technik der Aussprache von Wörtern und das korrekte Atmen lernt. Psychologen können bei der Einschätzung der intellektuellen Fähigkeiten eines Betroffenen und bei der Ausarbeitung von Verhaltensprogrammen einbezogen werden. Manchmal bieten Psychologen auch Beratung an und leiten Psychotherapiesitzungen in Gruppen. Einige Rehabilitations-Teams beschäftigen einen Berater, aber das ist nicht allgemein üblich. In Großbritannien haben sehr wenige Reha-Berater eine Neurologieausbildung, was bedauerlich ist.

Tageszentren (Beratungs- und Betreuungszentren)

Einige Reha-Zentren und -Teams werden finanziell von der MS-Gesellschaft unterstützt. Ich zitiere aus einem Brief, den ich von einer Krankenschwester erhalten habe, die in einem MS-Zentrum in Perth in Westaustralien arbeitet. Sie beschreibt einen interessanten, fortschrittlichen Rehabilitationsansatz:

«Das paramedizinische Team, das aus zwei Krankenschwestern (eine im Tageszentrum, eine für die Hausbesuche), einer Krankengymnastin, einem Ergotherapeuten und einem Sozialarbeiter besteht, arbeitet jetzt seit zwölf Monaten. In Westaustralien gibt es schätzungsweise 350 MS-Betroffene, wovon etwa 80 ein- bis zweimal wöchentlich zur Krankengymnastik, Ergotherapie, zu kunsthandwerklichen Aktivitäten oder Sozialprogrammen in das Tageszentrum kommen. Wir bieten auch Yoga, Massage, Frisieren und Schönheitspflege an. Die beiden letzteren sind große moralische Verstärker! Ein Arzt der Gesundheitsabteilung besucht die wöchentlichen Teambesprechungen in rein beratender Funktion.

Die Patienten in den ländlichen Gebieten werden von ihren Hausärzten und den Gesundheitszentren, die in den größeren Städten eingerichtet worden sind, betreut. Wir hoffen, daß die Krankenschwester, die für die Hausbesuche zuständig ist, Ende des Jahres einen regelmäßigen Besuchsdienst auf dem Land beginnen kann, um diesen Menschen, die nicht, wie die Mitbetroffenen in der Stadt, den regelmäßigen Kontakt zu uns haben, spezielle Betreuung und Unterstützung zukommen zu lassen.

Wir hätten gerne einen Psychiater oder Psychologen, der das Zentrum ab und zu aufsucht, um sowohl die Patienten und ihre Familien als auch die Mitarbeiter zu beraten und zu unterstützen.

Die Beratungs- und Betreuungszentren werden personell durch Reha-Teams der Wohlfahrtsverbände oder durch die Sozialstationen versorgt. Manchmal sorgt eine Zweigstelle der MS-Gesellschaft für die Möglichkeit der Tagespflege; das geschieht aber meist in Zusammenarbeit mit der regionalen Sozialstation. In Großbritannien gibt es in einigen Krankenhäusern Abteilungen für junge Behinderte, in denen Tagespflege angeboten wird und Krankenhausbetten für die Menschen zur Verfügung gestellt werden, die beobachtet oder aufgrund von MS-Komplikationen behandelt werden müssen.

Welche Menschen profitieren hauptsächlich von der Betreuung in den Tageszentren? Das unterscheidet sich von Fall zu Fall: Manchmal braucht ein Mensch eine Anzahl Physio- oder Ergotherapien; ein anderer wird hauptsächlich wegen der sozialen Aktivitäten kommen. Diejenigen, die alleine leben, erfreuen sich an der Gemeinschaft mit anderen; diejenigen, die im Familienkreis leben, geben ihren betreuenden Angehörigen die Möglichkeit, zur Arbeit oder zum Einkaufen zu gehen bzw. einfach eine wohlverdiente Pause einzulegen. Meistens gibt es mehrere Gründe für die Inanspruchnahme der Tagespflege.

Das erinnert mich an ein Telefongespräch, das ich kürzlich mit der Frau eines MS-Betroffenen führte. Sylvia erzählte mir, daß sie fürchterliche Angst habe, weil ihr Mann, Fred, depressiv geworden sei und kein Interesse mehr am Leben habe. Er verbringe all seine Zeit zu Hause mit Essen oder Fernsehschauen. Er unterlasse seine krankengymnastischen Übungen, und es schiene, als habe er alle Hoffnung aufgegeben. Vor dem Beginn seiner MS vor zwei Jahren betrieb Fred sein eigenes Geschäft, verbrachte viel Zeit mit Reisen und traf wichtige Entscheidungen. Schließlich wurde er jedenfalls durch zunehmende

Schwierigkeiten beim Laufen und die Ermüdbarkeit gezwungen, seine Arbeit aufzugeben. Nachdem er nicht mehr arbeitete, hat er rasch sein Selbstwertgefühl und den Willen, gesünder zu werden, verloren.

Sylvia hatte eine Teilzeitbeschäftigung und konnte nicht den ganzen Tag zu Hause sein. Sie hatte das Gefühl, daß Fred ihr gegenüber feindselig geworden sei, so daß er immer, wenn sie etwas vorschlüge, genau gegenteilig reagiere. Sylvia wollte mit ihrem Anruf herausfinden, ob ich mit Fred «reden und ihn zur Vernunft bringen» könnte. Sie schien wirklich verzweifelt zu sein und sagte, sie sei «am Ende ihrer Kräfte». Es war offensichtlich, daß sie ihrem Mann gegenüber gemischte Gefühle hegte: einerseits war ihr klar, daß sie gesund und daß ihr Mann zwangsläufig bis zu einem gewissen Grad von ihr abhängig war. Aber andererseits war sie ihm gegenüber gereizt und hatte wegen ihres Ärgers und ihrer Vorbehalte Schuldgefühle.

Ich konnte mir Gründe für Freds merkwürdiges Verhalten vorstellen. Er wußte, daß er von seiner Frau abhängig war, hatte aber gleichzeitig das Bedürfnis, seinen Ärger und Groll über die Situation zum Ausdruck zu bringen. Tief im Innersten hat er sich vielleicht als eine Last für seine Frau empfunden und sich gefragt, ob sie ihn noch immer bräuchte. Die beiden benötigten Abstand voneinander, und Fred brauchte die Möglichkeit, unter andere Menschen zu kommen, um sein Selbstvertrauen wiederzugewinnen und neue Fähigkeiten zu entwickeln. Ich regte an, daß Fred von einem lokalen Tageszentrum profitieren könne, was Abwechslung in sein Leben alleine zu Hause brächte und wo er an sozialen Aktivitäten teilnehmen könne. Außerdem spräche er eventuell auch auf die Ergotherapie an und seine krankengymnastischen Übungen könnten besser kontrolliert werden. Für Sylvia wäre es von Vorteil, wenn sie wüßte, daß Fred nicht alleine wäre, sondern daß ihm aktiv geholfen und er ermutigt würde. Es dauerte vielleicht nicht lange bis Fred unabhängiger würde und sein Selbstwertgefühl sowie den Lebenswillen bzw. die Lebensfreude wiedergewänne.

Möglicherweise hat es Sylvia geholfen, am Telefon Dampf abzulassen, aber außerdem hoffe ich, daß Fred nun ein Tageszentrum aufsucht; ich bin sicher, daß das letztlich beiden, ihm und seiner Frau hilft.

10. Ergotherapie, Physiotherapie (Krankengymnastik) und Yoga

Ergotherapie

Der/die Ergotherapeut(in) ist eine Schlüsselfigur in jedem Rehabilitations-Team. Er/sie kann auch in einem Krankenhaus oder bei einer Sozialstation angestellt sein. Viele MS-Betroffene müssen nie die Dienste eines vollzähligen Reha-Teams in Anspruch nehmen; entweder weil sie nur wenig behindert sind oder weil ihnen die Anpassung mit der Hilfe aus dem eigenen Umfeld gelingt. Jedenfalls wird vielen von ihnen durch eine(n) ortsansässige(n) Ergotherapeuten/in geholfen, die Behinderung zu meistern und ein erfüllteres Leben zu leben.

Bei einem Treffen unserer MS-CRACK-Selbsthilfegruppe (Gruppe für junge MS-Betroffene in Großbritannien, Anm. d. Übers.) erzählte eine der Anwesenden, Mary, die entweder mit zwei Stützen läuft oder einen Rollstuhl benutzt, wie sehr ihr unsere ortsansässige Ergotherapeutin, Carolyn, geholfen hatte. Wir beschlossen, daß es für uns von großem Vorteil wäre, mehr über Carolyns Arbeit zu erfahren. Das Ergebnis war ein interessanter Abend, an dem sie zu vielen Mitgliedern der MS-Gesellschaft, zu deren Angehörigen und Freunden sowie zu ehrenamtlichen Helfern sprach.

Sie verdeutlichte das Anliegen der Ergotherapie: es geht darum, dem behinderten Menschen zu helfen, «seine eigenen Ziele zu erreichen». Diese können sowohl geistiger als auch körperlicher Natur sein oder eine Mischung aus beiden. Sie fuhr mit einer Beschreibung der Ergotherapie-Entwicklung fort und erklärte die Inhalte ihrer Tätigkeit genau. Viele Menschen hänseln die Ergotherapeuten, indem sie das Flechten von Körben ansprechen. Tatsächlich begann die Ergotherapie als eine Ablenkungsart der Krankenhauspatienten, indem man sie beschäftigte. Es war sinnvoll, sie von ihrer Situation abzulenken. Das Lehren von Körbeflechten ist zwar manchmal immer noch wichtig, aber nicht mehr die Hauptaufgabe der modernen Ergotherapeuten. Die Ausbildung dauert drei Jahre, einschließlich eines Jahres begleiteter, praktischer, klinischer Arbeit. Die Lerninhalte decken viele Gebiete der inneren Medizin, Chirurgie und Psychiatrie ab. In Großbritannien forderte eine Vereinigung der chronisch kranken und behinderten

Menschen die lokalen Volksvertreter 1970 in einem Beschluß auf, die Bedürfnisse der behinderten Menschen in ihrer Region abzudecken. Das führte dazu, daß viele Ergotherapeuten, ähnlich wie Carolyn, bei den regionalen Sozialdiensten angestellt wurden. (Damit vergleichbar sind in Deutschland die regionalen Sozialstationen, z.Z. etwa 1600, die häufig auch Ergotherapeuten beschäftigen, Anm. d. Übers.).

Die Ergotherapie soll das Leben sowohl der behinderten Person als auch des pflegenden Angehörigen erleichtern. Manchmal reicht ein Hinweis darauf aus, wie tägliche Verrichtungen zu erleichtern sind, beispielsweise eine andere Methode, in die Badewanne zu steigen oder Ratschläge zur Vereinfachung des Einkaufens. Manchmal können Ergotherapeuten kostenlos einfache Hilfsmittel, wie einen erhöhten Toilettensitz, Haltegriffe im Bad oder Hebevorrichtungen besorgen. Viele derartige Hilfsmittel werden auch von spezialisierten Firmen verkauft. Sie können in Katalogen, Sanitätshäusern oder Hilfsmittelausstellungen ausgesucht und privat gekauft werden.

Ergotherapeuten tragen auch dafür Sorge, daß das Wohnumfeld passend gestaltet wird. Der Einbau eines Treppenliftes im Gebäude oder die Anbringung einer Rollstuhlrampe außerhalb können notwendig sein. Gelegentlich können Ergotherapeuten dafür sorgen, daß das Haus um einen Anbau vergrößert wird. Handelt es sich um Sozialwohnungen, so können sie manchmal einen Umzug in geeignetere Räumlichkeiten vermitteln.

Die ortsansässige Ergotherapeutin kann sich direkt mit den staatlichen Stellen, mit Sozialarbeitern, Hausärzten und anderen an der Rehabilitation beteiligten Menschen in Verbindung setzen. Wenn Privathäuser umgebaut werden müssen, gibt es dafür manchmal Zuschüsse, aber die Einzelheiten unterscheiden sich regional und werden immer wieder verändert. Elektronische Hilfsmittel können MS-Betroffenen, insbesondere den schwer behinderten, manchmal das Leben erleichtern. In solchen Fällen können Ergotherapeuten sich mit Spezialisten in Verbindung setzen und bei der Organisation des notwendigen Zubehörs behilflich sein. Für ein konventionelles oder ein drahtloses Telefon bekommt man zuweilen finanzielle Unterstützung. Wenn es sich um eine schwere Behinderung handelt und der Betroffene in der Gemeinschaft integriert lebt, können besondere Alarmsysteme installiert werden. Dadurch können die Nachbarn, die Polizei oder die örtliche Sozialstation im Notfall von der behinderten Person alarmiert werden. Die Sozialstationen können auch für Haushaltshilfen sorgen, sofern der behinderte Mensch zu Hause lebt. Auch ambulante Dienste, wie «Essen auf Rädern», können in Anspruch genommen werden.

Rollstühle

Rollstühle können in Sanitätshäusern oder auf Reha-Ausstellungen angeschaut und ausgesucht werden. Angestrebt, jedoch noch nicht realisiert, werden dezentrale Hilfsmittelausstellungen.

Rollstühle müssen von einem Arzt verschrieben werden. Viele Faktoren beeinflussen die Wahl, und die behinderte Person sollte sich in jedem Fall beraten und den Rollstuhl individuell anpassen lassen. Ergotherapeuten haben gelernt, die Ansprüche eines Behinderten an den Rollstuhl einzuschätzen. Die Auswahl des geeignetsten Rollstuhls für den behinderten Menschen sollte man oft am besten ihnen überlassen. Hausärzte, die der Ansicht sind, daß einer ihrer Patienten einen Rollstuhl bräuchte, können sich direkt an den/die Ergotherapeuten/in in der nächsten Sozialstation wenden. Ergotherapeuten beziehen die Umgebung, in der der Rollstuhl benutzt werden soll, in ihre Überlegungen ein: ob der Rollstuhl auf die Ladefläche eines Autos geladen werden muß, ob er durch die Haustür paßt oder ob die Wohnung für die Rollstuhlbenutzung verändert werden muß. Einige Rollstühle können auch als Toilettenstühle verwendet werden. Es gibt auch besondere Leichtgewicht-Rollstühle.

Was bei dem Kauf eines Rollstuhles zu beachten ist und welche verschiedenen Rollstuhltypen welchen Verwendungszwecken dienen, wird in dem MS-Info 3.4. «Der Rollstuhl – Hilfsmittel zur Alltagsbewältigung» der Deutschen Multiple Sklerose Gesellschaft (DMSG) dargestellt. Das MS-Info kann bei der DMSG kostenlos bezogen werden.

Hilfe für den pflegenden Angehörigen

In ihrer Rede über Ergotherapie betonte Carolyn, daß sie versuche, den Angehörigen genauso zu helfen wie den Behinderten. Angehörige, die einen Schwerbehinderten versorgen, können unter Erschöpfung leiden. Wenn sie nicht aufpassen, laufen sie Gefahr, Rückenverspannungen oder andere Beschwerden zu bekommen. In vielen Städten gibt es ambulante Pflege-, Betreuungs- und Besuchsdienste. Oft werden ambulante Pflegekräfte auch von den Sozialstationen, den Wohlfahrtsverbänden oder den Kirchen vermittelt.

Das Ziel all dieser ambulanten Dienste ist es, die Belastung für den pflegenden Angehörigen und die Familie durch die Beschäftigung einer Fachkraft, die die Versorgung ab und zu übernimmt, zu vermindern und dem/der Pflegenden eine Pause zu ermöglichen. Diese Dienste sind inzwischen recht verbreitet; sie können oft die Einweisung des Behinderten ins Krankenhaus verhindern, wenn die hauptsächlich pflegende Person krank wird oder aus irgendeinem anderen Grund die Versorgung nicht gewährleisten kann. Pflegende Helfer versuchen nicht, die staatlichen Gesundheits- oder Sozialdienste zu ersetzen; sie haben ergänzende Funktionen.

Den körperlichen und emotionalen Schmerz, der einen MS-Betroffenen trifft, kann man leicht verstehen. Die Ausdauer der pflegenden Angehörigen wird oft sowohl von den Familienmitgliedern als auch von den Hauptamtlichen der Gesundheits- und Sozialdienste als Selbstverständlichkeit betrachtet. Beiden Gruppen liegt es am Herzen, daß die notwendige Betreuung und Pflege stattfindet, und manchmal wird der körperliche und emotionale Zustand des pflegenden Angehörigen von ihnen aus Bequemlichkeit vergessen bzw. nicht in die Überlegungen einbezogen.

Wenn ich eines meiner Referate über psychologische oder beziehungsmäßige Probleme der MS gehalten habe, kommen häufig Menschen zu mir, die privat mit mir über ihre persönlichen Probleme sprechen möchten. Oft sind es die pflegenden Angehörigen, die eine Aussprache und damit Erleichterung am nötigsten haben, sogar nötiger als die MS-Betroffenen selbst. Besonders berührt hat mich die folgende Geschichte, die mir die Frau eines durch MS schwerbehinderten Mannes erzählte. Sie war weitgehend in die für ihren Mann notwendige Pflege einbezogen worden und hatte das als erschöpfend und oft auch als deprimierend empfunden. Eines Tages, in der Weihnachtszeit, war ihr Mann in einer noch deprimierteren psychischen Verfassung als normalerweise gewesen. Er erzählte ihr, daß er sterben wolle und bat sie, die Vorbereitungen für ihn zu treffen. Für seine Frau war dies der Tropfen, der das Faß zum Überlaufen brachte; sie erzählte mir, daß sie innerhalb von vierundzwanzig Stunden in die Intensivstation des örtlichen Krankenhauses eingewiesen wurde, weil sie an einer starken Lungenentzündung litt, an der sie fast gestorben wäre. Sie glaubte, daß ihre plötzliche Erkrankung durch den emotionalen Schock, den sie erlebt hatte, als sie gebeten wurde, das Leben ihres Mannes zu beenden, ausgelöst worden war.

Ich weiß nicht, ob der emotionale Schock die direkte Ursache war, aber ich vermute, daß der emotionale Konflikt, in den sie gestürzt wurde, in Verbindung mit ihrem ohnehin angeschlagenen Allgemeinbefinden vielleicht ein Faktor dafür war, daß sie für die Infektion und die daraus folgende schwere Erkrankung empfänglich war. Das mag ein extremes Beispiel sein, aber es stellt die Spitze eines riesigen Eisberges dar; in einem gefährlichen Ausmaß halten wir den pflegenden Angehörigen für selbstverständlich.

Physiotherapie (Krankengymnastik)

Oft haben die Menschen extreme Ansichten über den Wert der Physiotherapie bei MS: das betrifft sowohl die Kranken als auch die Krankengymnasten selbst. Einige MS-Betroffene sind davon überzeugt, daß die Krankengymnastik die Lösung vieler Probleme sei, während andere glauben, daß sie überhaupt keinen Nutzen hätte! Dieselben Meinungsverschiedenheiten, wenn auch nicht in solch extremem Ausmaß, gibt es in den Reihen der Physiotherapeuten.

Ich kenne Physiotherapeuten, die meinen, daß sie MS-Betroffenen viel geben könnten, aber ich habe auch mit anderen gesprochen, die daran zweifeln, daß sie wirklich den von dieser Krankheit Betroffenen helfen könnten. Einige haben mir anvertraut, daß es sinnvoller sei, wenn sie mit Unfallopfern oder Schlaganfallgeschädigten arbeiteten, weil diese um so vieles deutlicher auf die Therapie ansprächen.

Die Wahrheit über den Wert der Krankengymnastik bei MS liegt wahrscheinlich irgendwo zwischen diesen beiden Extremen; auch wenn die Ergebnisse nicht als dramatisch oder in irgendeiner Weise als «heilend» zu bezeichnen sind, scheint die Physiotherapie doch eine Rolle bei der Behandlung der MS zu spielen.

Krankengymnasten arbeiten meistens in einem Krankenhaus oder gehören einem größeren Reha-Team, wie ich es bereits beschrieben habe, an. Es gibt auch niedergelassene Krankengymnasten in ihren eigenen Praxen. Die Therapie findet in einer Krankenhausabteilung, in der Krankenhausambulanz, in einer eigenen Klinik oder in einer Krankengymnastikpraxis statt. Es gibt auch ein langsam wachsendes Angebot von sogenannter «mobiler Krankengymnastik». Das bedeutet, daß der Physiotherapeut seine Patienten zu Hause aufsucht, statt von dem Patienten zu erwarten, selbst zur Krankengymnastik zu fahren. Auf diese Weise kann der Physiotherapeut ein auf den einzelnen zu Hause abgestimmtes, häusliches Übungsprogramm lehren und begleiten und neben dem Patienten auch Angehörige einbeziehen. Indem er den Angehörigen zeigt, was zu tun ist, kann der Physiotherapeut sie zu wertvollen Vertretern und Hilfen für die Zeiten zwischen den Besuchen anlernen. Oft können die Angehörigen bei der Unterstützung und Ermutigung des Patienten bei seinen Übungen eine aktive Rolle übernehmen und dadurch die Wirkung der Therapie steigern. Angehörigen wird auch die leichteste Art, einen schwerbehinderten Menschen zu bewegen, beigebracht, und sie können dann unter Anleitung üben. Für MS-Betroffene hat die mobile Krankengymnastik einen besonderen Vorteil, weil die Ermüdung und andere Schwierigkeiten, die die Anfahrt mit sich bringt, vollkommen wegfallen. Der Weg zur Krankengymnastik kann so erschöpfend sein, daß die Therapie wegen der Ermüdung entweder ganz unmöglich ist oder so schwierig wird, daß sich der Aufwand nicht lohnt.

Unglücklicherweise gibt es nur in wenigen Gebieten Großbritanniens mobile Krankengymnastik (dasselbe gilt für die Bundesrepublik, Anm. d. Übers.), so daß viele MS-Betroffene von diesem wichtigen Service vollkommen ausgeschlossen sind. Ich war an einer Arbeitsgemeinschaft beteiligt, die sich aus Vertretern der MS-Gesellschaft und der Physiotherapeutenvereinigung zusammensetzte. Die Aufgabe dieser Arbeitsgemeinschaft war es, den nicht zufriedenstellenden Zustand in dieser Angelegenheit zu analysieren und darüber zu befinden, ob die mobile Krankengymnastik überall eingeführt werden solle. Ein weiteres schlagendes Argument für die mobile Krankengymnastik ist der finanzielle Aspekt. Nicht nur die Therapie ist wirkungsvoller, sondern langfristig gesehen ist sie auch billiger als die Organisation und Bezahlung von umständlichen Transporten der MS-Betroffenen zu und von der Krankengymnastik.

Vorteile der Physiotherapie

Was kann die Physiotherapie den MS-Betroffenen unter uns geben? Nicht jede(r) braucht Krankengymnastik, das gilt vor allem für die vielen Menschen, bei denen die Krankheit einen gutartigen Verlauf nimmt. Aber vielen anderen kann in vielfacher Hinsicht geholfen werden. Spastizität (verkrampfte Beine und Arme) z.B. kann durch die regelmäßige Ausführung bestimmter Übungen und durch die Einnahme der angeratenen Stellungen beim Hinlegen oder Aufsetzen vermindert werden. Eine Behandlungsform mit besonderem Nutzen bei MS beruht auf der vorteilhaften Wirkung von Kälte. Eispackungen oder kalte Tücher werden auf die betroffenen Muskeln gelegt, reduzieren unter Umständen die Spastizität und tragen zur Verminderung des Schmerzes, der mit Muskelkontrakturen einhergeht, bei. Ich kenne

einen Physiotherapeuten, der Menschen mit diesen Problemen emp-
fiehlt, eine große Packung gefrorener Erbsen bei sich zu tragen, die sie
bei Bedarf verwenden können. Die Erbsen umhüllen den Körperteil,
auf den sie gelegt werden. Nach Gebrauch können sie für das nächste
Mal wieder eingefroren werden! (Die Erbsenpackung muß in ein
feuchtes Tuch gewickelt werden, um Erfrierungen zu vermeiden).

Diese Methode habe ich bei mir selbst bislang nicht ausprobiert,
weil ich keine Probleme mit der Spastizität habe. Aber ich habe herausgefunden, daß kühle Bäder oder das Schwimmen in ungeheiztem Wasser meine Müdigkeit vermindert, meine allgemeine Beweglichkeit und
sogar mein Sehvermögen verbessert. Auch die Spastizität kann auf
diese Weise vermindert werden; nicht nur das Kühlen der Muskeln
bringt die Erleichterung, sondern der generelle Effekt des Absenkens
der Körpertemperatur, wodurch die Leitung entlang der entmarkten
Nerven verbessert wird (wie bereits in dem Kapitel über Ermüdbarkeit
in diesem Buch angesprochen wurde).

Natürlich kann man auch «zuviel des Guten» tun. Übermäßige Kälte
kann schaden und sollte vermieden werden. Ein wohlmeinender
Freund von mir, der MS hat, empfahl einem anderen Freund kalte
Bäder. Das Ergebnis war verheerend: Demjenigen, der diese «Therapie» ausprobierte, ging es eine Zeitlang sehr viel schlechter. Nach
meiner eigenen Methode beginne ich mit lauwarmem (aber nicht heißem) Wasser und lasse kaltes Wasser zulaufen bis ich es als unangenehm, aber gerade noch erträglich empfinde. Ich versuche, 10 Minuten
in dem Bad auszuharren und steige dann wie neugeboren heraus. Die
Versuchung, mich am Feuer aufzuwärmen und damit alle positiven
Effekte zunichte zu machen, ist groß!

Einige Krankengymnastikabteilungen haben Becken für die Hydro-
therapie (Wassertherapie), die mit recht warmem Wasser gefüllt sind.
Während diese Therapieform für Menschen mit anderen Krankheiten
sinnvoll ist, sollte sie bei MS-Betroffenen nicht angewendet werden,
weil sie den Zustand verschlechtert und die Müdigkeit verstärkt. Aber
es gibt immer einige Ausnahmen, und jede(r) einzelne muß herausfinden, welche Temperatur für sie oder ihn die beste ist. Das kann man
mit Badewasser ausprobieren, wenn jemand in der Nähe ist, der not-
falls helfen kann.

Ich selbst vermeide heiße Bäder vollkommen – und allzu begeistert
von kalten Bädern bin ich auch nicht. Die Lösung für mich ist das
lauwarme Duschen, und ich habe schon von dem Handgriff und der
kräftigen Stange an der Seite der Dusche berichtet, die es mir, besonders wenn meine Augen geschlossen sind, ermöglichen, zu stehen ohne

umzufallen. Im Sommer genieße ich gelegentlich eine kühle oder sogar eine kalte Dusche und habe festgestellt, daß das meine Müdigkeit und viele meiner anderen MS-Symptome für eine Weile vermindern kann. Für einige Betroffene ist ein Schemel günstig, auf den sie sich während des Duschens setzen können. (Möglicherweise können die Ergotherapeuten in den Sozialstationen solch eine Sitzgelegenheit beschaffen.)

Krankengymnastische Übungen können durchgeführt werden, um die Muskeln zu kräftigen, die während eines MS-Schubes nicht bewegt wurden. Individuell angepaßte Übungen und Gleichgewichtstraining können besonders für denjenigen hilfreich sein, der sich von einem Schub erholt. Wenn bei einer Muskelgruppe wegen der Entmarkung des Gehirns oder des Rückenmarks keine Botschaften mehr ankommen, kann sie auf Kräftigungsübungen nicht ansprechen. Statt dessen wird die Therapie darauf abzielen, andere Muskeln zu kräftigen, um den Patienten in die Lage zu versetzen, diese statt der ausgefallenen Muskeln zu benutzen. Wenn jemand aufgrund von Tremor (Zittern) oder mangelnder Koordination Schwierigkeiten hat, kann der Physiotherapeut besondere Übungen unter Zuhilfenahme von Gewichten verordnen. Diese werden an den Hand- oder Fußgelenken, manchmal an den Hüften befestigt. Die Ausführung der durch das Zittern erschwerten Bewegungen mit den Gewichten kann zu einer Verminderung des Zitterns und zu einer Verbesserung der Koordination führen. In jedem Fall ist es wichtig, daß diese Übungen Bestandteil eines kontrollierten Krankengymnastik-Programmes sind.

Ebenso wie die Ergotherapeuten sind auch die Physiotherapeuten dazu ausgebildet, die individuellen Ansprüche an die Hilfsmittel, die der Steigerung der Beweglichkeit dienen, einzuschätzen. Sie können in Fragen zu Stöcken (Stützen), Gehgestellen und Rollstühlen Ratschläge geben.

Das Suchen nach Möglichkeiten, den MS-Betroffenen Bewegungen zu erleichtern, ist genauso wichtig wie das Erforschen rein medizinischer Therapiemöglichkeiten. Eine interessante neue Idee, die zur Zeit untersucht wird, ist die Frage, ob das Tragen von «Schaukel-Schuhen» bestimmten MS-Betroffenen hilft. Diese haben sich aus den dänischen Cloggs entwickelt, und es spricht einiges dafür, daß sie für gewisse MS-Betroffene hilfreich sind, die von dem besonderen, durch die Form der Schuhe bedingten «Auftrieb» profitieren. Die Betroffenen haben das Gefühl, normaler, leichter, ohne Ermüdung laufen zu können. Ich habe solche Schuhe gesehen und mit den Menschen, die sie trugen, darüber gesprochen. In einigen Fällen mögen sie hilfreich sein, aber das wird nach Abschluß der Untersuchung deutlicher werden, wenn die Ergebnisse nachgelesen werden können.

Der ganzheitliche Aspekt

Krankengymnasten sind die geeigneten Personen, um den Familien den optimalen Einsatz von Energien und die Bedeutung von Entspannung zu vermitteln. Sie können auch nützliche Übungen für die Durchführung zu Hause, wenn nötig mit Hilfestellung der Angehörigen, verordnen. Da sie die Patienten und deren Familien regelmäßig und häufig sehen, hören sowohl Physio- als Ergotherapeuten oft auch von den Sorgen und Ängsten, die die MS-Familien so häufig bedrängen. Viele Therapeuten sind der Ansicht, daß dies Teil ihrer Arbeit sei, daß Zuhören und Beratung ebenso wichtig sei wie die Therapie selbst. Sie glauben, daß es erforderlich sei, die Bedürfnisse des ganzen Menschen und der gesamten Familie zu verstehen, wenn die Therapie einen größtmöglichen Erfolg haben soll.

Es besteht die Gefahr, daß einige Patienten und Familienmitglieder von der Krankengymnastin oder dem Ergotherapeuten emotional abhängig werden, insbesondere dann, wenn sie mit vertrauenerweckenden Beruhigungen dienen und eine Autorität darstellen, welches Charakteristika einer sorgenden Elternfigur sind. Es ist nicht die Aufgabe des Therapeuten, die Rolle des unterstützenden Sozialarbeiters zu übernehmen. Ein verständnisvoller Therapeut muß diese besondere Bindung vorsichtig behandeln, ohne die betroffene Person zurückzuweisen und ohne sich selbst manipulieren und Schuldgefühle aufladen zu lassen. Das erfordert ein möglichst objektives Bewußtsein von dem eigenen Verhältnis zu dem Patienten und dessen Familie. Einige Therapeuten sind besonders befähigte Berater; eine Erhebung, die kürzlich in Großbritannien stattfand, zeigte, daß von allen hauptamtlich Tätigen im Gesundheitswesen die Krankengymnasten die besten Berater sind.

Therapeuten und Ärzte

Ergo- und Physiotherapeuten sind häufig böse auf die Ärzte, wenn von ihnen erwartet wird, einen MS-Betroffenen zu behandeln, dem die wahre Diagnose nicht mitgeteilt wurde. Meistens halten sie es für viel leichter, jemandem zu helfen, der seine Diagnose kennt, weil sie dann die Gründe für die Symptome und Behinderungen erklären können. Auch der Patient ist dann eher bereit, bei der Therapie mitzuwirken. Einige Therapeuten haben mir erzählt, daß sie in eine unmögliche Situation geraten, wenn der Patient sie nach der Krankheit fragt und sie keine ehrliche Antwort geben können, weil der Arzt bestimmt hat, daß der Patient nichts wissen solle. Unter solchen Umständen kommt es vor, daß der Therapeut davon überzeugt ist, daß der Betroffene die Wahrheit wissen müsse. Das beinhaltet die Gefahr, daß die notwendige Kommunikation zwischen Therapeut und Arzt auf dem Spiel steht. Derartige Konflikte sollten möglichst zum Zeitpunkt der Überweisung angesprochen werden, damit künftige Schwierigkeiten vermieden werden können.

Wie ich in Kapitel 4 betonte, sollte kein MS-Betroffener im Unklaren über seine Diagnose gelassen werden, außer wenn es sehr wichtige Gründe dafür gibt, ihn in Unwissenheit zu belassen. Bevor wir anfangen können, mit unserem Zustand einen Weg zu finden und etwas Positives zu beginnen, müssen wir die Diagnose kennen und genau wissen, womit wir es zu tun haben.

Eine weitere Enttäuschung bzw. ein weiteres Ärgernis, das sowohl Ergo- als auch Physiotherapeuten mir gegenüber angesprochen haben, ist die Tatsache, daß Patienten manchmal zu spät zu ihnen überwiesen werden, um den größtmöglichen Erfolg zu erleben. Gelegentlich meinen sie, daß sowohl Hausärzte als auch Neurologen über die Therapien besser informiert werden müßten, damit sie deren Wert erkennen und zeitiger überweisen. Die Therapeuten fühlen sich möglicherweise mißverstanden oder nicht genügend gewürdigt, und es scheint wichtig zu sein, daß sie die Ärzte über ihre Möglichkeiten der Hilfeleistung aufklären.

Physiotherapie-Gruppen

Einige Menschen bevorzugen private Einzelgymnastik. Dabei ist es jedoch wichtig, zunächst abzuklären, ob der Physiotherapeut, der seine Dienste privat anbietet, richtig ausgebildet und entsprechend versichert ist. Einige MS-Gruppen (egal, ob sie MS-CRACK, der MS-Gesellschaft oder ARMS angehören) beschäftigen ihre eigenen Teilzeit-Krankengymnasten. Aus ökonomischer Sicht ist das günstiger, außerdem kann der Gruppengeist einen positiven Einfluß haben, wenn die Krankengymnastik auf diese Weise ausgeübt wird. Ich habe diese Art der Arbeit mit Krankengymnasten besprochen, die privat arbeiten und auch mit einem im Krankenhaus beschäftigten Physiotherapeuten, der eine ähnliche Gruppe in einer ländlichen Gegend ins Leben gerufen hat. Die Gruppenaktivität zieht Gruppenübungen, Seminare, Diskussionen und Selbsthilfe nach sich. Der Krankengymnast kann den Mittelpunkt der Gruppe bilden und eine neutrale Rolle einnehmen, wenn es um Familienprobleme oder Arzt-Patient-Konflikte geht, was häufig vorkommt. Das Hauptproblem bei der Gruppenkrankengymnastik ist der Umstand, daß Schwerbehinderte, die von der Physiotherapie profitieren könnten, nicht in der Lage sind, den Weg zurückzulegen und daß sie frühzeitig ermüden. Deshalb setzen sich solche Gruppen hauptsächlich aus jüngeren, kürzlich diagnostizierten MS-Betroffenen zusammen. Möglicherweise dient die Therapie als Treffpunkt für Menschen, die sich gegenseitig hauptsächlich bei emotionalen und sozialen Problemen helfen.

Zukunftsperspektiven

Die meisten MS-Betroffenen würden von einem größeren Krankengymnastikangebot profitieren, und selbst viele Krankengymnasten haben den Eindruck, daß das Angebot unzureichend ist, um die Bedürfnisse der MS-Patienten abzudecken. Das gilt vor allem für die mobile Krankengymnastik, die die Ansprüche der schwer Behinderten unter uns optimal zu erfüllen scheint. Bis sie überall eingeführt ist, werden viele MS-Betroffene, die von einer Behandlung profitieren könnten, vernachlässigt und erhalten nicht die Hilfe, die ihnen zusteht. Ich für meinen Teil werde nicht ruhen, ehe diese Angelegenheit zufriedenstellend gelöst worden ist.

Für diejenigen, die sich inzwischen selber helfen wollen, hat die Schweizerische Multiple Sklerose Gesellschaft (Adresse siehe Anhang) zwei Büchlein von Ursula Künzle herausgegeben: «Selbsttraining bei MS» (Anweisungen für ein selbständiges Übungsprogramm zu Hause) und «Alltagstraining bei MS» für schwerbehinderte MS-Betroffene und ihre Helfer. Beide Bücher sind bei der Schweizerischen MS-Gesellschaft gegen eine Gebühr zu beziehen.

Yoga

Bei einem Treffen mit Krankengymnasten in London fragte ich einmal, ob Yoga als eine Form der Physiotherapie anzusehen sei. Die Meinungen waren geteilt; das Spektrum reichte von der Sicht, daß Yoga und Krankengymnastik viele Gemeinsamkeiten hätten bis zur gegenteiligen Auffassung, daß die beiden vollkommen verschieden seien.

Meine Frage kam nicht von ungefähr, ich hatte einen besonderen Grund, sie zu stellen. Etwa achtzehn Jahre zuvor, nach meinem ersten MS-Symptom, aber bevor die Diagnose feststand, war bei mir auch eine «Osteochondrosis» (in Deutschland bekannt als «Scheuermann», Anm. d. Übers.) festgestellt worden. Dieses verbreitete, aber wenig bekannte Leiden tritt hauptsächlich bei jüngeren Menschen auf und verursacht Rückenschmerzen, die in einigen Fällen mit Bewegungseinschränkungen einhergehen. Dieses, mein spezielles Problem, bedeutete, daß ich auf meine Haltung besonders achten mußte, weil ich sonst einen krummen Rücken bekommen würde. Wegen dieses Leidens wurde ich nicht regelmäßig behandelt, entschloß mich aber dazu, Yoga-Übungen zu erlernen, um eine möglichst bewegliche Wirbelsäule zu behalten. Seit der Zeit gehören einige Yoga-Stellungen zu meinem täglichen Routineprogramm. Durch Yoga-Übungen habe ich auch meine Atmung und meine Konzentrationsfähigkeit verbessert.

Einige Jahre später unterzog ich mich nach einem meiner MS-Schübe einer Reihe von krankengymnastischen Behandlungen. Ich hatte Kraft in meinen Beinen und einen Teil meines Koordinationsvermögens verloren. Ich stellte fest, daß die krankengymnastischen Übungen, die ich durchführte, den Yoga-Stellungen, die ich bereits praktizierte, sehr ähnlich waren! Das war für mich eine weitere Bestätigung, meine regelmäßigen Yoga-Sitzungen fortzusetzen.

Sind Yoga und Krankengymnastik nun ähnlich, oder sind sie unterschiedlich? Die Antwort muß lauten: Ja und Nein. Yoga unterscheidet sich von den meisten Physiotherapie-Techniken darin, daß es aus einem alten, östlichen System zum Erhalt der körperlichen und geistigen Gesundheit entstanden ist. Yoga-Techniken ermöglichen es den Menschen, sich der natürlichen Kräfte ihres Körpers bewußter zu sein und sie besser kontrollieren zu können. Yoga ist keine Religion oder Philosophie, und Yogis (diejenigen, die Yoga praktizieren) sind entweder religiöse Menschen, oder sie sind es nicht. Yoga baut nicht auf übernatürliche Kräfte, und der einzige beteiligte «Zauber» ist der unbewußte Zauber, der jedem von uns innewohnt. Yoga ist auch keine Sportart, und es unterscheidet sich von westlichen Übungskonzepten, weil keine besondere Anstrengung inbegriffen ist – die Betonung liegt eher auf Ausgleich und Rhythmus als auf Gewinnen oder Verlieren. Was für den einen Menschen richtig ist, paßt nicht für den anderen, Yoga ist kein Wettkampf. Daher kann Yoga von jedem in jedem Alter, zu jeder Zeit, ungeachtet seines Gesundheitszustandes oder Behinderungsgrades begonnen werden.

Yoga nähert sich der Gesundheit von einem «ganzheitlichen» Ansatz aus; Geist und Körper werden als zusammengehörige Einheit gesehen. Der Ursprung des Wortes «Yoga» kommt aus dem Sanskrit. Im Englischen gibt es das ähnliche Wort «Yoke» (zu Deutsch: Joch, Anm. d. Übers.) – Das Joch verbindet die beiden Ochsen, die einen Karren ziehen. Yoga hat das Ziel, die Fähigkeit des Entspannens zu entwickeln und größere Kontrolle über den Geist und Körperbewegungen zu erlangen, indem Folgen von rhythmischen Ent- und Anspannungen geübt werden. Eine der ersten Lektionen, die ein Yogi erlernt, ist das richtige Atmen, und das alleine kann Energien und Fähigkeiten freisetzen, von deren Existenz die Menschen manchmal vorher nichts wußten.

In Großbritannien organisieren viele Zweigstellen der MS-Gesellschaft und von ARMS Yoga-Veranstaltungen für ihre Mitglieder. Die Gruppen sollten durch einen qualifizierten Yoga-Lehrer geleitet werden. Außerdem bietet die «Yoga for Health Foundation» Wochenend- und andere Kurse für MS-Betroffene an. Diese wohltätige Vereinigung

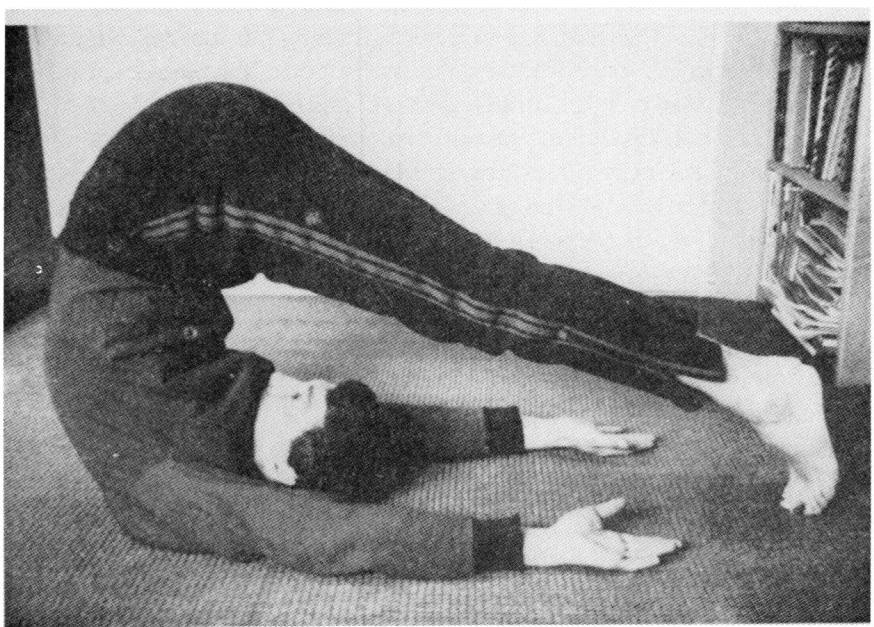

Abb. 6: Trotz der Probleme durch die MS-Ermüdbarkeit ist es wichtig, fit zu bleiben. Ich praktiziere meine Yoga-Übungen zweimal täglich und fühle mich dadurch viel besser.

hat ihren Sitz in Ickwell Bury, einem Zentrum mit Wohngelegenheit in Bedfordshire (siehe Bericht in dem Mitteilungsblatt der Deutschen Multiple Sklerose Gesellschaft, «DMSG-Aktiv» Nr. 131, II/86, S. 33–35; Anm. d. Übers.). Yoga kann die MS nicht heilen, aber es ist ein Weg, die vorhandenen Möglichkeiten auszubauen und verborgene Energien zu entdecken. Die neuere Forschung hat eindeutig bestätigt, daß Körper und Geist sich gegenseitig direkt beeinflussen und daß wir unsere MS auf viele Arten bestimmen und unsere generelle Gesundheit durch ausgeglichene Lebensweise verbessern können. Yoga kann ein ausgezeichneter Weg zur Erreichung dieses Zieles sein, und ich beabsichtige, die Stellungen, Atem- und Meditationsübungen weiterhin täglich durchzuführen.

Meditation

Meditation kann im Rahmen von Yoga oder als eigenständige Technik praktiziert werden. Eine Gruppe MS-Betroffener in Leeds verbindet Yoga mit einer interessanten Visualisierungs-Technik. Sie stellen sich zunächst vor, die MS-bedingten Entmarkungen in Gehirn und Rückenmark hätten die Gestalt von Eisblöcken. Dann schicken sie konzentrierte Wärmestrahlen auf das Eis und sehen vor ihrem inneren Auge, wie die Eisblöcke schmelzen und ihre Krankheit gleichzeitig verschwindet. Einige behaupten, sie fühlten sich dadurch besser. Ähnliche Techniken werden von Krebskranken praktiziert. Bislang gibt es keine objektive Klarheit in der Frage, ob die Visualisierung die Auswirkungen einer der beiden Krankheiten wirkungsvoll unterdrücke, aber genauso wenig gibt es Hinweise darauf, daß sie nutzlos oder schädlich sei. Wenn die Visualisierung Spannungen abbaut, Hoffnung gibt und den Menschen hilft, sich besser zu fühlen, sehe ich keinen Anlaß, diese Technik nicht zu unterstützen.

Vielleicht haben Sie Lust, die folgende erlernbare Meditations-Technik auszuprobieren. Sie entstand in früheren Zeiten im Osten und war der Ausgangspunkt für viele, die ihre Konzentrationsfähigkeit und ihre Selbstkontrolle verbessern wollten. Die Technik kann als einfache, eigenständige Meditation durchgeführt werden, oder sie kann die Grundlage für weitere Meditations-Übungen darstellen.

Machen Sie es sich erstmal irgendwo in einer aufrechten Sitzhaltung bequem, wo sie mit großer Sicherheit eine Zeitlang ungestört sind. Die Augen können Sie schließen oder offen lassen, ganz wie Sie wollen. Bereiten Sie sich auf die Meditation vor, indem Sie sich auf Ihre Atmung konzentrieren. Nehmen Sie den Rhythmus Ihrer Atmung, die Tiefe oder Flachheit der Atemzüge und die Gleichmäßigkeit oder Ungleichmäßigkeit des Ein- und Ausatmens bewußt wahr. Achten Sie auf die kurzen Zeiträume zwischen Ein- und Ausatmen und auch auf die zwischen Aus- und Einatmen, aber versuchen Sie nicht, Ihre Atmung irgendwie zu verändern. Wenn Sie entspannt sind, sollte sich Ihr Bauch beim Einatmen ausdehnen und beim Ausatmen einfallen.

Nun können Sie mit der Meditation beginnen. Sie beinhaltet das Zählen der Aus-Atemzüge von eins bis vier, wonach von vorne begonnen wird. Zählen Sie eins, wenn Sie das erste Mal ausatmen. Gleichzeitig visualisieren Sie entweder die Zahl eins in Ihrem Geist oder Sie stellen sie sich laut ausgesprochen in Ihrem Kopf vor. (Egal welche Methode Sie wählen, bleiben Sie während der ganzen Meditation dabei). Ohne Anspannung oder Anstrengung warten Sie, bis Sie zum zweiten Mal ausatmen und zählen dann zwei. Beim nächsten Ausatmen zählen Sie drei und dann vier, wenn Sie zum vierten Mal ausatmen. Beim nächsten, dem fünften Ausatmen, zählen Sie wieder eins, fahren mit dem Zählen bis vier fort, bevor Sie wieder mit der Zahl eins beginnen.

Diese Methode klingt sehr einfach, aber beim Ausprobieren werden sie wahrscheinlich bald bemerken, daß ablenkende Gedanken und Gefühle in Ihr Bewußtsein eindringen. Wenn das geschieht, nehmen Sie die Ablenkungen bewußt wahr, und lassen Sie sie wieder los. Wenn die Zählreihe unterbrochen wird, fangen Sie einfach wieder mit eins an und setzen das Zählen in gewohnter Weise fort. Es ist sehr wichtig, daß Sie sich nicht selber kritisieren oder das Gefühl des Versagens haben, wenn Ablenkungen auftauchen und die Meditation stören. Genau diese Selbstkritik nämlich läßt Sie bei den Ablenkungen verweilen und verschlimmert die Dinge dadurch, statt sie zu verbessern. Nebenbei bemerkt, es gibt kein richtig oder falsch, kein besser oder schlechter, einfach nur das «was ist». Meditation ist kein Wettkampf und, egal was geschieht, Sie brauchen sich dessen bloß bewußt zu sein und anschließend zur Zählfolge zurückzukehren. Zu den Ablenkungen gehört auch das Gefühl der Selbstzufriedenheit über den eigenen Erfolg. Bei der Meditation ist Stolz eine Ablenkung und, um die Worte eines Sprichwortes zu gebrauchen, Hochmut kommt vor dem Fall! Setzen Sie die Atem-Zähl-Meditation zunächst fünf Minuten lang fort, und beenden Sie sie dann.

Wenn Sie wollen, können Sie diese Meditation regelmäßig durchführen und die Zeit um weitere fünf Minuten verlängern, wenn Sie sich daran gewöhnt haben. An manchen Tagen wird es viel leichter sein als an anderen, aber nach regelmäßiger Übung werden Sie in der Lage sein, die Übung zwanzig Minuten oder länger durchzuführen. Die Auswirkungen sind positiv und führen zu verbesserter Konzentrations- und Merkfähigkeit sowie zu besserer Entspannung und erhöhtem Selbstvertrauen. Vielleicht gelingt es Ihnen, diese Technik in allen möglichen Situationen anzuwenden, vom Warten auf dem Bahnsteig bis hin zur Busfahrt. Manche Menschen können durch diese Technik inneren Frieden und Ruhe wiederherstellen, wenn sie wegen irgend etwas aufgeregt, ängstlich oder ärgerlich sind. Anderen hilft sie, ihr Leben klarer zu sehen, und einige benutzen sie beim Einschlafen.

Es gibt viele Meditationsarten, aber die eine, die ich beschrieben habe, ist eine gute Grundlage für andere, anspruchsvollere Techniken. Wenn Sie die Atem-Zähl-Meditation beherrschen, haben Sie immer eine nützliche Technik und Fähigkeit verfügbar, wenn Sie sie brauchen. Einige Menschen wollen weitergehen und stärkere Techniken ausprobieren, aber für die meisten ist das nicht notwendig. Also, was spricht dagegen, daß Sie die Atem-Zähl-Meditation ausprobieren und schauen, ob und wie Sie Ihnen hilft?

11. Selbstverwirklichung und Selbstwertgefühl

Fort von zu Hause

Manchmal müssen MS-Betroffene ins Krankenhaus eingewiesen oder in anderen stationären Einrichtungen, die ausschließlich Behinderte betreuen, untergebracht werden. Die besondere Behandlung kann notwendig sein, um Komplikationen der Erkrankung, wie Druckgeschwüre oder Infektionen der Harnwege, zu behandeln. In anderen Fällen kann eine Einweisung nötig sein, wenn es darum geht, sich ein vollständiges Bild von den körperlichen, emotionalen und sozialen Bedürfnissen eines Menschen zu verschaffen, um ein maßgeschneidertes Rehabilitationsprogramm erstellen zu können. Ärzte, Schwestern, Therapeuten und Sozialarbeiter können so die Probleme direkt beobachten und anschließend zusammen die bestmögliche Lösung für die Schwierigkeiten des Betroffenen und seiner Familie erarbeiten.

Andere stationäre Einrichtungen bieten MS-Betroffenen die Möglichkeit, sich auszuruhen, Kräfte zu sammeln und neue Wege im Umgang mit der Krankheit zu erlernen. Kurzfristige Unterbringung kann einer belasteten Ehe das Überleben oder Familien den Zusammenhalt ermöglichen, indem sowohl dem MS-Betroffenen als auch den Angehörigen eine Ruhepause gegönnt wird. Manchmal bedarf es lediglich einer kurzfristigen stationären Unterbringung, aber in anderen Fällen sind wiederholte Einweisungen oder sogar eine langfristige Pflege die besten Lösungen.

Im Zusammenhang mit MS bin ich bislang nicht ins Krankenhaus eingewiesen worden, aber vor nicht allzulanger Zeit gab es eine Gelegenheit, bei der ich für mich erfahren konnte, wie es ist, wenn man nicht zu Hause, sondern in einer den Bedürfnissen der MS-Betroffenen angepaßten Unterkunft lebt. Meine Geschichte beginnt irgendwo im schottischen Hochland...

Ich befand mich in einem großen, gelben Krankenwagen, an dessen Außenseite in fetten, schwarzen Buchstaben «Multiple Sklerose Gesellschaft» stand. Begleitet wurde ich von einer Krankenschwester – in normaler Kleidung, sollte ich vielleicht hinzufügen –, und gefahren wurden wir von einem Polizisten, ebenfalls in zivil. Umgeben von Bergen befanden wir uns geradezu in der Wildnis, und mir wurde plötzlich die Situationskomik bewußt. Ein Psychiater, ein Polizist und eine Krankenschwester – es klang wie einer dieser Witze – oder vielleicht spielten wir in einem Fernsehstück, und es war alles arrangiert, damit wir an einer aufregenden Folge, bei der es im Auftrag des Geheimdienstes um Leben und Tod ging, teilnehmen konnten. Nein, wir befanden uns dort aus viel weltlicheren Gründen. Am vorangegangenen Abend war ich Gastredner bei der jährlichen Vollversammlung der Aberdeen Zweigstelle der MS-Gesellschaft gewesen, und nun wurde ich mit dem Krankenfahrzeug nach Holmhill, einem Ferienzentrum der MS-Gesellschaft, gebracht, wo ich eine weitere Rede halten sollte. Ich plante, dort eine Nacht zu bleiben, bevor ich am nächsten Tag nach Hause zurückkehren wollte. Die Krankenschwester gehörte der Aberdeen-Zweigstelle an, und der Polizist hatte frei und opferte seine Freizeit, um der Zweigstelle als Krankenfahrer auszuhelfen.

In bezug auf das Ferienzentrum war ich etwas besorgt. Es war speziell den Bedürfnissen von MS-Betroffenen angepaßt und auf die Versorgung einiger Schwerbehinderter eingerichtet. Ich sollte dort als Gast übernachten, aber weil ich selbst MS hatte, befürchtete ich, als «ein Patient» angesehen und behandelt zu werden.

Die Nacht zuvor hatte ich in Aberdeen in einer Unterkunft verbracht, die eher eine Herberge speziell für Behinderte als ein Hotel gewesen war. Das war meine Wahl gewesen, denn es reizte mich, direkt zu erfahren, wie es in dieser speziellen Art von Unterkünften zugeht. Bei der Gelegenheit hatte ich mir auch Sorgen darüber gemacht, was ich vorfinden könnte; ich befürchtete, meine persönliche Identität einzubüßen und als «einer von den Behinderten» abgestempelt zu werden.

Wie sich herausstellte, hätte ich mir diese Sorgen ersparen können. Die Margaret Blackwood Wohnungsgesellschaft ist ein hervorragendes Beispiel dafür, wie den besonderen Bedürfnissen behinderter Menschen entsprochen werden kann, ohne daß sie sich als Bürger zweiter Klasse oder als Außenseiter fühlen. Einige der Bewohner waren MS-Betroffene, und ich hatte Gelegenheit, mit ihnen und ihren Partnern zu sprechen. Ich bemerkte, daß die meisten von ihnen erfüllte, «normale» Leben innerhalb der Grenzen ihrer Behinderung führten, und sie empfanden es als angenehm, daß ihre Unterbringung ihren individuellen Bedürfnissen angepaßt war. Einige lebten gemeinsam mit ihren Partnern und Kindern in Häusern mit Garten; andere waren die stolzen Bewohner abgeschlossener Wohnungen, die leicht instand zu halten und gänzlich auf ihre Bedürfnisse abgestimmt waren. Die schwerer Behinderten lebten in einem Heim in ihren eigenen Zimmern; für die Mahlzeiten wurde gesorgt, und wenn nötig, wurden sie von freundlichen, ausgebildeten Helfern unterstützt.

Ich genoß meinen Aufenthalt dort und freute mich darüber, daß die Angestellten nicht aufdringlich und bemutternd waren, sondern statt dessen die Bewohner dazu ermutigten, so unabhängig wie möglich zu bleiben. Vielen Bewohnern wurde es dadurch ermöglicht, ein größeres Mitspracherecht in bezug auf ihre eigene Lebensführung wahrzunehmen, als es unter anderen Umständen eventuell der Fall gewesen wäre. Auch hatten sie eine Privatsphäre. Aufgrund all dieser Dinge schienen sie ein ganz normales Selbstwertgefühl und die Achtung vor anderen behalten zu haben.

Als wir uns also dem Holmhill Ferienzentrum im Hochland näherten, begann ich mich zu fragen, ob es dort so erfreulich sein würde wie im Margaret Blackwood Zentrum, oder ob sich eine «sie und wir» – Situation ergeben würde. Sie – die Angestellten; wir – die Patienten! Wie behindert mochten die anderen Menschen sein? Würde mich eine krankenhausartige Atmosphäre der Pflege erwarten, oder würden die Beziehungen im Zentrum gleichberechtigt sein, wobei der einzelne eher mit Achtung als mit einer Überbetonung von Krankheit und Behinderung behandelt wird?

Nun gut – wieder einmal stellte sich heraus, daß meine Befürchtungen grundlos gewesen waren. Die meisten Bewohner (sie wurden nicht Patienten genannt) waren für einen zweiwöchigen Aufenthalt dort und schienen sich wirklich wohl zu fühlen. Das Wetter war schön, und der strahlende Sonnenschein war fast zuviel für uns MS-Betroffene, die wir es nicht mögen, zu sehr der Hitze ausgesetzt zu sein! Die Angestellten waren verständnisvoll, und ohne zu sehr zu drängen, boten sie eine Reihe von Aktivitäten für die Bewohner an, die weder in einer neckischen Art behütet noch mit einem Tätscheln des Kopfes in die Ecke geschoben wurden. Am Tag vor meiner Ankunft waren einige Bewohner zur Whisky-Probe in der nahegelegenen Brennerei gewesen, und als ich am Nachmittag ankam, entspannten sich einige und plauderten in aller Ruhe bei kühlen Getränken.

In Holmhill ist immer viel los, und normalerweise ist es für Angehörige nicht möglich, dort auch zu bleiben. Aber es gibt andere Urlaubsangebote, die die ganze Familie gemeinsam wahrnehmen kann, wobei für das behinderte Familienmitglied entsprechende Vorkehrungen getroffen werden. Für einige Familien scheint so etwas geeigneter zu sein.

Langfristige stationäre Unterbringung

Manchmal müssen sich MS-Betroffene einer längerfristigen stationären Pflege oder Behandlung unterziehen, was eine erschreckende Erfahrung sein kann. Zunächst können gemischte Gefühle der Erleichterung und der Schuld bei den Familien aufkommen, gepaart mit Gefühlen der Erleichterung, aber auch des Abgelehntseins bei dem MS-
Betroffenen, der das Zuhause verlassen soll. Einige Menschen verbringen den Rest ihres Lebens in stationärer Betreuung, vielleicht in einem
privaten Pflegeheim oder in einer Krankenhausabteilung. Einmal besuchte ich eine Krankenhausabteilung für junge Behinderte, in der
sowohl kurzfristige und wiederholte Pflege als auch langfristige Betreuung für viele Menschen mit schwerer Behinderung oder chronischer
Krankheit angeboten wurden. Die Schwestern in dieser Abteilung be-
mühten sich sehr darum, den Patienten bei größerer Selbstverwirklichung und Unabhängigkeit zu helfen. Diese Aufgabe ist nicht leicht zu
erfüllen, weil Geld, viel Zeit und qualifiziertes Personal, das durch
entsprechende langfristige konzeptionelle Entscheidungen der Träger
unterstützt wird, benötigt werden.

Obwohl mich der Wunsch des Personals, den Bewohnern soviel
Freiheit und Eigenständigkeit wie möglich zu verschaffen, beein-
druckte, war ich enttäuscht, als ich hörte, daß diese Absicht manchmal
unterlaufen wird. Eine der Schwestern verdeutlichte das Problem an-
hand der folgenden Geschichte. Ein junger Mann in ihrer Abteilung
erfreute sich regelmäßig an dem Aktphoto in seiner täglichen Zeitung.
Eines seiner Lieblingsbilder hatte er an die Wand neben seinem Bett
geheftet. Die Schwester hielt dies für eine ganz normale, gesunde Verhaltensweise und dachte, daß sie ihm vielleicht dabei hülfe, besser mit
seiner schwierigen Situation fertig zu werden. Aber der Arzt kam hinzu
und gab der Schwester die Anweisung, das Bild entfernen zu lassen.

Das ärgerte mich, weil ich der Meinung bin, daß jemandem, der eine
langfristige Pflege an solch einem Ort braucht, wenigstens die Umgebung so häuslich vertraut und persönlich wie möglich gestaltet werden
sollte. Die Bewohner sollten sowohl die für sie nötige Privatsphäre als
auch die eigenständige Wahl der Einrichtung, Ausschmückung und
Gestaltung ihres Zimmers bzw. ihres Bereiches in der Abteilung haben.
Diesem jungen Mann ist durch die Wegnahme seines Bildes möglicherweise nichts zugestoßen, außer daß er sich noch hilfloser und noch
stärker als Mensch dritter Klasse fühlte als zuvor.

Einige Feministinnen stören sich vielleicht an der Vorstellung, daß
Männern die Betrachtung von Aktphotos Freude macht, weil das mög-

licherweise als eine Erniedrigung der Frauen gewertet wird. Aber in diesem Fall geht es um ein anderes Problem, nämlich um das Problem der Entscheidungsfreiheit des jungen Mannes. Es geht nicht um die Frage, ob seine Entscheidung sexistisch oder gar unmoralisch sei. Die Ablehnung des Arztes mag vielleicht auf der Überlegung beruhen, daß das Photo den jungen Mann sexuell zu sehr anregen könne oder daß andere Bewohner sich darüber aufregen könnten. Aber diese Fragen sollten der junge Mann selbst und die Mitbewohner entscheiden und nicht der Arzt, der da sein sollte, um seinen Patienten mit ihren Bedürfnissen zu helfen und nicht, um «Gott zu spielen».

Die Einstellung zur stationären Unterbringung unterliegt einem Wandel, und eine optimistische Betrachtungsweise der richtungsweisenden Tendenzen ist begründet. Den Menschen, die in diesem Bereich arbeiten, ist mehr denn je die Notwendigkeit bewußt, ihre Patienten bzw. die Bewohner als Individuen zu behandeln, ihnen mit Achtung zu begegnen und sie in Würde leben zu lassen. In einer Krankenhausabteilung war ich davon beeindruckt, daß die Bewohner eine fast vollkommene Privatsphäre hatten. Die Zimmertüren konnten abgeschlossen werden, und für die Partner bestand die Möglichkeit zu kommen und auf Wunsch auch zu übernachten. Dadurch konnte sowohl den natürlichen sexuellen Bedürfnissen der Paare entsprochen werden als auch der einfachen Notwendigkeit für sie, manchmal zu zweit alleine zu sein. In dieser speziellen Abteilung mußten die Angestellten und die Bewohner anklopfen, ehe sie das Zimmer eines Mitbewohners betraten.

Es ist nicht immer einfach, die stationäre Versorgung auf eine solch fortschrittliche Art zu betreiben. Die Angestellten müssen sich regelmäßig in Gruppen treffen, damit ihren eigenen Bedürfnissen Raum gegeben wird und damit sie mit den vielen Enttäuschungen und Mißverständnissen, die sowohl im Verhältnis zu den Bewohnern als auch untereinander auftreten, umgehen können. Daß es schwierig und teuer ist, solch eine Abteilung zu betreiben, ist aber kein Grund, es nicht zu versuchen. Wir müssen diese Angelegenheit weiterhin an die Öffentlichkeit bringen und uns dafür einsetzen, daß mehr derartige Abteilungen eingerichtet werden und daß die Verhältnisse in den bereits bestehenden stationären Einrichtungen verbessert werden. Dadurch können die Menschen, die in stationärer Betreuung leben müssen, ihr Selbstwertgefühl und die Verantwortung für das eigene Leben behalten und fortentwickeln.

MS und die Reaktion der Umwelt

Das Selbstwertgefühl aufrecht zu erhalten, ist für MS-Betroffene, die nicht mehr zu Hause leben, häufig schwierig, aber auch für diejenigen, die in der gesellschaftlichen Gemeinschaft erfülltes Leben führen wollen, ist es oft nicht leicht.

Ein junger MS-Betroffener verlebte seinen Urlaub mit seiner Frau in einer der entlegenen, ländlichen Ecken Europas. Sie schob ihn in seinem Rollstuhl durch die engen Straßen einer kleinen Marktstadt, als ihnen eine alte, in ein langes, schwarzes Tuch gehüllte Frau begegnete. Offensichtlich jagte das, was die Frau sah, ihr einen Schrecken ein, denn sie schien sich ängstlich nach einem Fluchtweg umzuschauen. Da sie keinen fand, mußte sie dicht an dem furchterregenden Objekt auf ihrem Weg vorübergehen. Mein Freund, der MS-Betroffene, erzählte mir später, daß es ihn erstaunte, als er sah, daß sie ein religiöses Zeichen machte, als wolle sie sich vor dem bösen Blick schützen. Und dann, als sie vorüberging, steckte sie ihm ein paar Münzen zu, bevor sie davoneilte!

Dieses Erlebnis hinterließ zumindest einen dauerhaften Eindruck bei dem Mann und seiner Frau. Sie wußten, daß sie Zeugen einer sehr primitiven Verhaltensweise geworden waren, daß diese jedoch nur allzuhäufig in der Gesellschaft anzutreffen ist, obwohl sie sich meist in einer subtileren Art äußert. Den Vorfall werteten sie als symbolisch für das, was häufig geschieht, wenn ein Behinderter einem «Normalen» bzw. Nicht-Behinderten begegnet.

Die alte Frau war wahrscheinlich unvorbereitet mit der Situation konfrontiert worden und reagierte auf ihre Beklemmungen und Ängste angesichts eines jungen, behinderten Mannes in einem Rollstuhl mit einer rituellen Handlung, wodurch sie sich besser fühlte. Das religiöse Zeichen war der Versuch eines magischen Schutzes gegen die Erscheinung für den Fall, daß sie durch die teuflischen Kräfte, die sie für gegenwärtig hielt, befleckt werden könnte. Die Geldgabe war ihre Art, den Göttern ein Opfer zu bringen; vergleichbar mit dem Zahlen einer Versicherungssumme gegen eine eigene Behinderung. Man könnte die Geldgabe auch als einen Versuch ansehen, die Schuld, nicht behindert zu sein, während ein anderer vom Schicksal geschlagen ist, abzugelten. Sie war dadurch nicht nur auf der richtigen Seite der mächtigen, unberechenbaren Götter, sondern hatte auch ihre Schuld bezahlt; sie konnte dann sicher vorübergehen und meinen Freund mit MS vergessen – sie hatte ihre Schuldigkeit getan.

Wahrscheinlich war die Reaktion der alten Frau nicht böse gemeint, aber sie entstand aufgrund der Angst vor und des Unwissens über Behinderung, welche in jedem von uns bis zu einem gewissen Grad stecken. Ihre Reaktion steht stellvertretend für die Reaktionen aller Gesellschaftsformen der Welt auf behinderte Menschen. Sühnegeld wird an wohltätige Organisationen gezahlt, und das dadurch erhältliche Abzeichen wird zum Schutz gegen den bösen Blick an den Kragen geheftet! Wenn das Geld gegeben und das Ritual somit vervollständigt ist, wird von Behinderten erwartet, daß sie dankbar sind und sich nicht beklagen. Man paßt auf sie auf. Man versorgt sie, ermöglicht ihnen Ferien, führt sie spazieren und beschützt sie grundsätzlich. Es ist fast, als würde die Gesellschaft sagen: «Sie sollen getrennt gehalten werden; sie sollen nicht zu sehen sein; andere Menschen sollen nicht beunruhigt werden». Vielleicht habe ich übertrieben, aber sicherlich ist dies die Einstellung vieler Menschen. Natürlich helfen die Spenden an die wohltätigen Organisationen denen, die nicht arbeiten oder sich selbst versorgen können, aber sie sollten nicht als Entschuldigung dafür dienen, unwissend und unbeteiligt zu bleiben.

Es besteht die Gefahr, daß MS-Betroffene sich unter einem Berg von Spendengeldern und guten Taten begraben wiederfinden. Sie können davon abgehalten werden, Entscheidungen zu treffen, Verantwortung für sich selbst zu übernehmen oder etwas für andere zu tun. Manchmal scheint es, als dürften sie nicht geben, weil sie dafür da sind, daß andere Leute sie benutzen, um sich selbst gut und großzügig fühlen zu können! Die Wirkung auf MS-Betroffene kann verheerend sein. Es wird ihnen das Gefühl vermittelt, nutzlos und eine Last für die Gesellschaft zu sein und keinerlei positive Rolle oder Funktion zu haben.

Eine andere Verhaltensweise von Menschen im Kontakt mit MS-Betroffenen ist, so zu tun, als sei nichts Besonderes. Sie versuchen, das Leiden oder die Behinderung vor ihnen nicht zu sehen, nicht zu akzeptieren, und auch dieses Leugnen der Wirklichkeit ist für die Behinderten unter uns befremdend. Das ignorierende Verhalten scheint uns, die wir MS haben, zu unterstellen, uns fehle es an Willenskraft oder an sittlichem Charakter und wir seien aufgrund unserer eigenen persönlichen Schwäche oder sogar Schlechtigkeit so, wie wir sind.

Ich erlebte ein Beispiel für diese Verhaltensweise, als ich die Hauptstraße meiner Heimatstadt im Süden von England entlangging und an meine Besorgungen dachte. Plötzlich rief jemand von der anderen Straßenseite, und ein mir unbekannter Mann deutete auf mich und winkte mir. Er rief nochmals und kam über die Straße, um weiterzusprechen. «Junger Mann», sagte er, «Sie brauchen diesen Stock nicht – Sie können ohne ihn gehen. Für ein Pfund kaufe ich ihn Ihnen ab.»

Ich lehnte sein Angebot ab, war ziemlich verwirrt und fühlte mich tatsächlich als ein Außenseiter. Er bekräftigte seinen Standpunkt, aber im Endeffekt ging ich weiter, nachdem ich erklärt hatte, daß ich eine Krankheit namens MS habe, die meine Beine schwäche, und daß der Stock eine große Hilfe für mich sei.

Aufgrund dieses Erlebnisses bekam ich Schuldgefühle wegen meines Stockes, und ich muß gestehen, daß sein Angebot mich in meinem tiefsten Inneren gereizt hatte. Einen Moment lang hatte ich fast geglaubt, daß seine Magie meine MS heilen könne und daß ich den Stock nicht mehr bräuchte, wenn ich ihn an den Mann verkaufte. Ich unterlag derselben Ignoranz gegenüber der Realität, die der Mann auf der Straße brauchte, um mit mir umgehen zu können. Hinterher lachte ich und sortierte die Vorfälle etwas besser. Wieder einmal wußte ich, daß ich etwas erlebt hatte, was MS-Betroffenen laufend widerfährt. Ich war von jemandem, der mich nicht so, wie ich bin, annehmen konnte, als Fremdling betrachtet, zurückgewiesen und benutzt worden. Dieser Mann hatte versucht, mich abzulehnen und zu ignorieren, daß ich in Schwierigkeiten und behindert war.

Ein anderes Mal traf ich eine Gruppe Teenager auf einem Bahnhof, als ich mich auf dem Weg zu einem MS-Treffen befand. Bei meinem Anblick waren sie sichtlich peinlich berührt, und einer von ihnen rief mutig, «Hallo, Großvater!» Er erwartete die Reaktion seiner Freunde, welche lachten und weitergingen.

Dies ist noch eine weitere Möglichkeit für die Gesellschaft, mit Behinderten umzugehen. Der Junge hatte seine Beklemmung und Angst durch einen Witz gemeistert. Das schien ihm Stärke und ein besseres Gefühl zu verleihen, allerdings auf meine Kosten. Mein momentaner Ärger machte Verständnis und Verzeihen Platz, als mir klar wurde, daß er ein junger, heranwachsender Bursche war, der versuchte, diese merkwürdige Welt zu verstehen. MS ist für andere Menschen manchmal sehr erschreckend.

Erholung

Diese Geschichten verdeutlichen die Notwendigkeit, daß wir MS-Betroffene so vollständig und aktiv wie möglich am gesellschaftlichen Leben teilnehmen sollten. Aber man wird leicht demoralisiert und vermeidet den Kontakt zu Nicht-Behinderten, weil sich manchmal die Anstrengung nicht zu lohnen scheint.

MS-Betroffene, die aus einem beliebigen Grund nicht arbeiten können, finden durch die Teilnahme an erholsamen Aktivitäten oft Möglichkeiten, ihr Selbstvertrauen und das Gefühl der Selbstverwirklichung zu stärken. Sportgruppen für Behinderte sind heutzutage verbreiteter als früher. Sie ermöglichen es den Teilnehmern nicht nur, Befriedigung und ein Erfolgserlebnis zu erfahren, sondern auch, sich zu freuen und einfach Spaß zu haben! Viele von uns fühlen sich im Anschluß an körperliche Übungen besser, besonders wenn wir unser eigenes Tempo finden und unsere Grenzen annehmen können. Natürlich ist die Ermüdbarkeit immer ein Problem, weshalb Rücksicht genommen und entsprechende Ruhepausen eingelegt werden müssen. Sportaktivitäten können das Selbstvertrauen grundsätzlich steigern und Menschen, die dazu neigten, alleine zu Hause zu sitzen, helfen, sich mehr in die nicht-behinderte Gesellschaft zu integrieren.

Ich selbst habe gelegentlich das Reiten sehr genossen, aber leider hat diese Freizeitaktivität mich arg mitgenommen, so daß ich hinterher äußerst müde war. Ich brauchte immer eine lange Ruhepause, um mich vom Reiten zu erholen, und jetzt reite ich nur noch selten. Für mich ist es sinnvoller, in kühlem Wasser zu schwimmen. Beim Schwimmen fühle ich mich gut, weil die Unterschiede, die mich körperlich von anderen Menschen unterscheiden, dabei weniger deutlich sind. Besonders angenehm ist es, wenn ich bemerke, daß ich tatsächlich schneller schwimmen kann als meine nicht-behinderten Freunde! Nach dem Schwimmen fühle ich mich auch viel lebendiger, so daß ich auf diese Weise bei großer Müdigkeit wiederbelebt werden kann, möglicherweise weil das kühle Wasser meine Körpertemperatur erniedrigt und die Leitung der Botschaften entlang der Nerven verbessert. Mit Sicherheit sehe und laufe ich eine Zeitlang besser.

Das Dreirad, das ich durch meine «Verkehrsvergünstigung» erhielt, habe ich bereits erwähnt. Ich fahre gerne damit, weil es bezüglich des Gleichgewichtes sicherer ist als normale Fahrräder und weil ich sitzen bleiben kann und mich mit Menschen über ihre Gartenhecken hinweg unterhalten kann, ohne absteigen und stehen zu müssen! Mein eigenes Dreirad wurde nach meinen Wünschen gefertigt und hat extra niedrige Gänge. Das ermöglicht es mir, besonders leicht Steigungen hinauf zu fahren. Außerdem habe ich eine Haltevorrichtung für meinen Gehstock und Fußkappen, die meine Füße am Abrutschen hindern, wenn ich müde werde. Mit meinem Dreirad lege ich keine langen Strecken zurück, aber es *ist* Training, und ich genieße die Unabhängigkeit und das Gefühl, mich während des Fahrens selbst krankengymnastisch zu behandeln.

Die meisten von uns brauchen sowohl Hobbies und Interessen als auch Training und Sport. Diese Aktivitäten helfen Menschen, die sonst zu Hause festsäßen, andere behinderte oder nicht-behinderte Leute zu treffen, die ähnliche Interessen teilen. Besonders wichtig ist das für Menschen, die nicht in der Lage sind, hinauszugehen und etwas Abwechslung von zu Hause zu haben. Diese Aktivitäten können geistig anregend sein, und sie helfen den nicht-behinderten Mitgliedern der Gesellschaft zu erleben, daß kranke oder behinderte Menschen grundsätzlich genauso sind wie sie selbst, mit ähnlichen Bedürfnissen und Freuden am Leben.

Es ist wichtig, daß MS-Betroffenen bezüglich der Beweglichkeit und des Zuganges zu Gebäuden geholfen wird, so unabhängig wie möglich zu sein; und es ist gut zu erleben, daß motorisierte Rollstühle und Motor-Dreiräder zunehmend benutzt werden. In Großbritannien hat die «Verkehrsvergünstigung» zweifelsohne dazu beigetragen, den an das Haus gefesselten Menschen größere Unabhängigkeit und mehr Selbstvertrauen zu verleihen.

Arbeit

Viele MS-Betroffene gehen trotz ihrer Behinderungen einer normalen Arbeit nach; das ist ermutigend, weil Sport und andere Freizeitaktivitäten (so hilfreich sie auch sein mögen) keinen Ersatz für die Arbeit darstellen. Arbeit ist letzlich das, was zu einem Gefühl des Ausgefülltseins führt, und alles andere, wie befriedigend es auch sein mag, wird nicht in demselben Maße zur Selbstverwirklichung und zum Selbstwertgefühl beitragen. Menschen, die nicht oft arbeiten, haben das Gefühl, Bürger zweiter Klasse zu sein. Leider glauben einige sogar, sie seien Parasiten der Gesellschaft. Deshalb ist es wichtig, daß wir alles in unserer Macht Stehende tun, um den Menschen, egal wie ihre Begrenzungen auch seien, das Arbeiten zu ermöglichen. Das kann beinhalten, daß der Arbeitsplatz angepaßt werden muß, die Arbeitsbedingungen geändert oder besondere Regelungen für den MS-Betroffenen vereinbart werden müssen. Ruhepausen sind für die, die unter Ermüdung leiden, wichtig. Wenn eine ganztägige Arbeit nicht möglich ist, ist eine Teilzeitbeschäftigung die zweitbeste Lösung. Unglücklicherweise sind Zuwendungen und Krankheitstage nicht auf die Teilzeitarbeit heruntergerechnet worden (das gilt für Großbritannien, Anm. d. Übers.), und die Gesellschaft scheint im allgemeinen eine «alles oder nichts»-Einstellung der Arbeit gegenüber zu haben. Entweder ist man hundert-

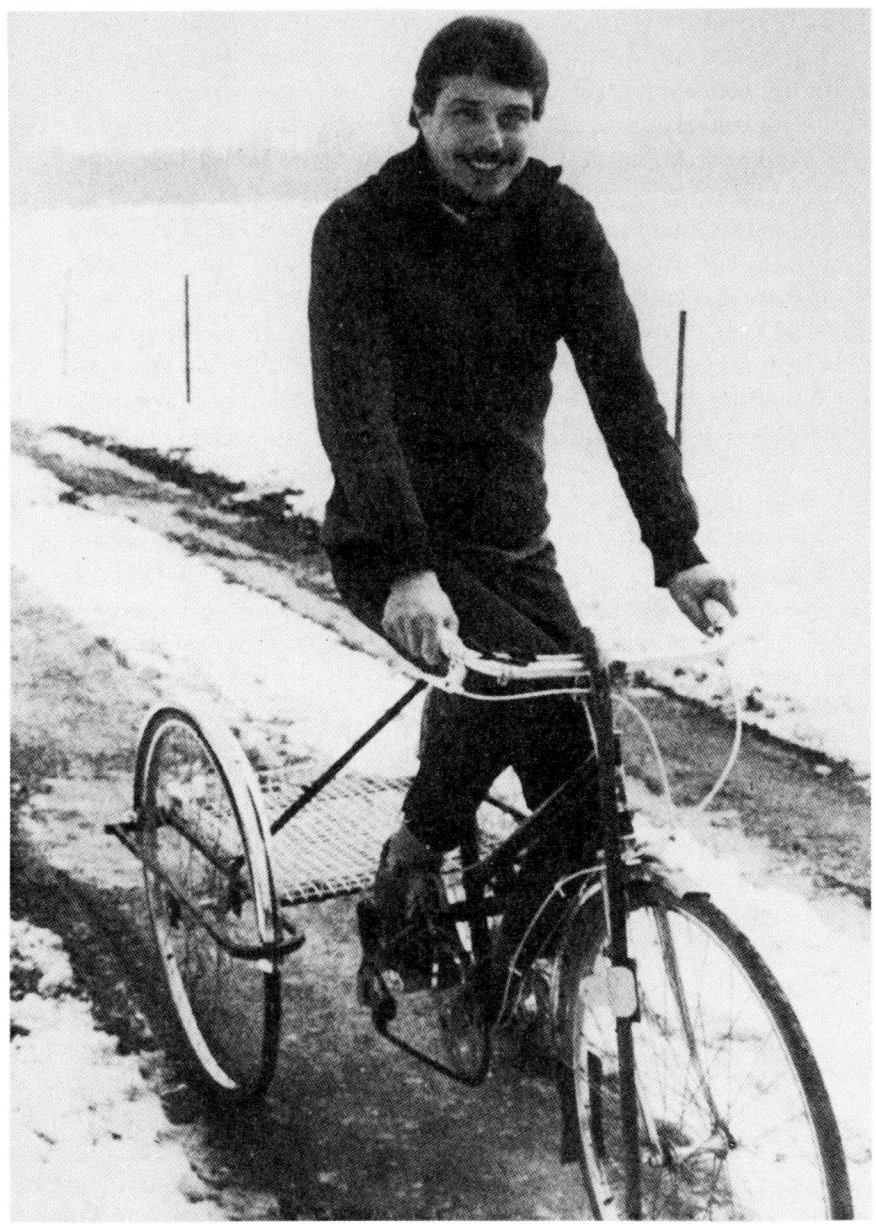

Abb. 7: Mein Dreirad mit den niedrigen Gängen hat sich für längere Ausflüge als hervorragend erwiesen. Außerdem ist das Radfahren auch ein gutes Training.

prozentig gesund und arbeitet ganztags, oder man ist «krank» und arbeitet überhaupt nicht. Wir müssen Arbeitgeber und andere Mitglieder der Gesellschaft auf diesen Unsinn aufmerksam machen, der die Menschen auf zu einfache Weise klassifiziert.

Wir alle sind Individuen und müssen uns darum bemühen, daß unsere persönlichen Bedürfnisse befriedigt werden, damit wir unseren Beitrag auf unsere individuelle Weise leisten können. Arbeit ermöglicht uns ein Gefühl der Selbst-Zufriedenheit und des Erfolges. Außerdem vermittelt sie uns Unabhängigkeit, das Gefühl, als nützliche Bürger anerkannt zu werden und ermöglicht es uns, uns finanziell selbst versorgen zu können. Andererseits schafft das die idealen Voraussetzungen für weitere Unabhängigkeit und Selbständigkeit. Wenn jemand einmal arbeitet, ist ein möglicher Teufelskreis durchbrochen; es ist die Alternative zu einem sich allmählich steigernden Gefühl der Hilflosigkeit, Abhängigkeit und des Verlustes der Selbstachtung. Arbeit bedeutet auch, daß die Betroffenen neue Fähigkeiten entwickeln, sich besser mit ihrer Krankheit arrangieren und ihre Teilnahme am gesellschaftlichen Leben intensivieren können. Sie trägt dazu bei, daß MS-Betroffene sich nicht ganz so gebrandmarkt oder anders als die Nicht-Behinderten fühlen, und das kann nur zur besseren Integration auf allen Gesellschaftsebenen führen.

Probleme überwinden

Es gibt viele Gründe, die es einem MS-Betroffenen erschweren, weiterhin zu arbeiten. Sehstörungen oder Koordinationsschwierigkeiten machen manche Arbeiten unmöglich, und eine heiße Umgebung verstärkt die Symptome der MS-Ermüdbarkeit. Möglicherweise gibt es auch Schwierigkeiten auf dem Weg zur Arbeit, oder der Arbeitsplatz ist nicht leicht zugänglich, unter Umständen ist er nicht auf die besonderen Bedürfnisse eines behinderten Menschen zugeschnitten. Z.B. ist der Toilettenraum vielleicht nur über eine Treppe und somit schwierig oder gar nicht zu erreichen. Auch psychologische Probleme wie Konzentrations- oder Gedächtnisschwäche können die Fähigkeit eines Menschen zu arbeiten beeinträchtigen. Mangelndes Selbstvertrauen und Selbstwertgefühl können mit Depression, geringer Motivation und Angst vor Veränderung einhergehen.

In den meisten Ländern gibt es Möglichkeiten, behinderten Menschen zu helfen, ihren Arbeitsplatz zu behalten oder einen neuen zu finden. In Großbritannien ist die «Manpower Services Commission

(MSC)» in diesem Bereich aktiv. Diese Kommission versorgt Arbeitgeber mit Informationen zu vielen Aspekten von Behinderung. Das Spektrum reicht von der Information, wie man Hilfe erhält, um einen Arbeitsplatz umzugestalten, bis hin zu den Möglichkeiten, behinderte Arbeitnehmer wiedereinzugliedern. In Deutschland stehen von staatlicher Seite Gelder für die behindertengerechte Gestaltung eines Arbeitsplatzes zur Verfügung. Auskünfte kann man bei den Sozialämtern, den Hauptfürsorgestellen und den Arbeitsämtern erhalten.

Es gibt auch spezielle Arbeitsberater für Behinderte. Sie sind beim Arbeitsamt oder bei einzelnen Behindertenorganisationen angestellt. Diese schätzen unter Umständen gemeinsam mit Medizinern oder Sozialarbeitern die Bedürfnisse und Fähigkeiten der behinderten Person ein. Der Arbeitsberater erteilt Ratschläge, welcher Arbeitsbereich geeignet erscheint und wie der Behinderte der Arbeit am besten nachgehen könne. Manchmal ist es auch sinnvoll, daß der Arbeitsberater eine Umschulung vorschlägt und organisiert. Wenn ein behinderter Mensch spezielle Hilfsmittel, wie eine elektrische Schreibmaschine, benötigt, können auch diese beschafft werden.

In Großbritannien hat Nicole Davoude, die Gründerin der MS-CRACK-Gruppen, eine besondere Erhebung über die Arbeitssituation von MS-Betroffenen durchgeführt. Insbesondere wies sie auf die Schwierigkeiten einer Teilzeitbeschäftigung hin. Sie schlug vor, die Regierung solle eine «Kategorie des partiellen Unvermögens» einrichten und es dadurch vielen behinderten Menschen ermöglichen, Teilzeitbeschäftigungen nachzugehen, ohne die finanziellen Zuwendungen einbüßen zu müssen. Nicole bemerkte, daß Arbeitgeber oft eine negative Haltung zu der Anstellung von behinderten Menschen haben und daß auch Gewerkschaften manchmal mißtrauisch sind. Sie und andere Mitglieder der MS-Gesellschaft haben sich bemüht, diese Punkte in der Öffentlichkeit bekannt zu machen und Mitglieder des Parlaments für die Sache zu gewinnen. Es gibt keinen Grund dafür, daß die Diagnose MS gleichzeitig eine arbeitslose Zukunft beinhaltet. Ich selbst bin teilzeitbeschäftigt und weiß, wie wichtig das sein kann. Als Arzt habe ich Glück, daß ich sechs halbe Tage in der Woche arbeiten kann und ein ausreichendes Einkommen für meine eigenen Bedürfnisse verdiene. Aber zur Zeit ist Teilzeitarbeit, selbst wenn die Möglichkeiten bestünden, für viele finanziell ungünstig.

Wenn es sich aus irgendwelchen Gründen als unmöglich erweist, eine Arbeit außer Haus zu bekommen, dann lohnt es sich, die Möglichkeiten der Heimarbeit zu erkunden. Gute Schreibkräfte werden immer benötigt, und es gibt Arbeitsangebote für Menschen, die per Telefon

Waren verkaufen oder Dienstleistungen koordinieren. Eine weitere Möglichkeit stellen die Heimcomputer dar. Etliche behinderte Menschen haben sich selbst in diesem Bereich ein Arbeitsgebiet geschaffen. Verlage brauchen unter Umständen Hilfe beim Korrekturlesen oder bei der Rezension von Büchern. Es gibt weitere Möglichkeiten für die Menschen, die bereit sind, danach zu suchen.

Viele Frauen sehen ihre eigentliche Aufgabe in der Versorgung des Haushaltes und ihrer Familie. Eventuell stellt sich heraus, daß die Behinderung sie in dieser Rolle einschränkt, und sie sind zunehmend enttäuscht und unzufrieden, wenn sie sich beim Einkaufen und Kochen auf die Hilfe der Angehörigen verlassen müssen. Die meisten Familien helfen gerne, aber es kann ärgerlich sein, wenn man beim Einkauf nicht selbst aussuchen kann – das trifft besonders auf persönliche Gegenstände, wie Kleider oder Kosmetika, zu.

Mehrere Firmen bieten ein großes Warenangebot im Versandhandel an, und der Einkauf auf diese Weise ist viel weniger ermüdend. Der Versandhandel ermöglicht es den MS-Betroffenen, ihre Auswahl zu treffen, wann es ihnen paßt, ohne den Umstand, die Geschäfte aufzusuchen. Verkaufsveranstaltungen, wie sie von «Tupperware» oder «Orlane» organisiert werden, werden zwar manchmal kritisiert, aber sie ermöglichen es einigen MS-Betroffenen, herauszukommen, ihre Einkäufe leicht erledigen zu können und sich des sozialen Ereignisses zu erfreuen. Viele Friseure sind bereit, behinderte Menschen zu Hause aufzusuchen. All das kann Menschen helfen, den persönlichen Stolz auf ihr Äußeres zu bewahren, was mit einer Stärkung des Selbstwertgefühles einhergeht.

Selbst schwerstbehinderte Frauen können sich als wichtiger Teil der Familie empfinden, wenn sie weiterhin für die Planung der Mahlzeiten verantwortlich sind und Vorschläge für die Einkaufsliste machen. Solch eine Frau kann in der Lage sein, ihrem Mann oder den Kindern das Kochen beizubringen, und sie kann eine aktive Rolle bei der täglichen Planung der Haushaltsführung übernehmen. Für die Familien ist es wichtig, derartige Mitwirkung zu unterstützen.

Nachwort: Die Frage nach dem Sinn

«Doktor, heile Dich selbst!» Ein kranker Arzt ist etwas Merkwürdiges. Vielleicht scheint es nicht in Ordnung zu sein, daß diejenigen, die von sich behaupten, andere heilen zu können, selber krank werden. Diese Sichtweise beinhaltet die Ansicht, daß kranke Ärzte in der Behandlung der medizinischen Probleme anderer Menschen wohl nicht viel leisten könnten. Ein kranker Arzt! Was kann er uns nutzen, wenn er nicht einmal sich selber helfen kann?

Das kann der Grund dafür sein, daß viele Ärzte ihre eigene Krankheit zu verbergen versuchen und manchmal ein unwahres Bild von sich darstellen. Vielleicht fürchten sie, ihre Glaubwürdigkeit einzubüßen, wenn sie zugäben, daß auch sie sterblich sind! Ich habe oft Geschichten über Kollegen gehört, die mit starken Erkältungen oder einer anderen Krankheit ihrer Arbeit nachgingen, um dann festzustellen, daß es ihnen schlechter ging als vielen ihrer Patienten! Auch ich bin in dieser Beziehung nicht unschuldig; obwohl ich mit meinen MS-Symptomen zurechtkomme, gibt es auch jetzt noch Zeiten, in denen ich mich unfähig fühle, angemessen für mich zu sorgen. Es scheint, als ob einige von uns Ärzten kranke Menschen behandeln müßten, um sich nützlich und wichtig zu fühlen. Wenn wir aber selbst erkranken, trifft uns das unvorbereitet, und manchmal sind wir unfähig, damit umzugehen. Ich bin sicherlich jahrelang durch eine harte Schule gegangen und kann heute schon eher zugeben, daß ich nicht richtig arbeiten kann, wenn ich mich elend fühle. Es hat lange Zeit gedauert, bis ich zu dieser Einstellung gefunden habe. Immer noch fühle ich mich unwohl und schuldig, wenn ich zu Hause oder im Bett bin, weil ein Teil in mir meint, ich solle arbeiten und für meine Patienten da sein. Jetzt bemerke ich, daß meine Fähigkeit, meine eigene Sterblichkeit und Verletzlichkeit anzunehmen, für meine Patienten sogar hilfreich ist; sowohl für sie als auch für mich ist es wichtig zu erkennen, daß ich nicht unersetzlich bin. Wenn ich morgen von einem Bus überfahren werde und sterbe, geht das Leben genauso weiter.

Aber es gibt auch einen positiveren Aspekt an einem kranken Arzt: Ein Heilkundiger, der persönlich die Macht der Götter und die Ungerechtigkeit des Schicksals erfahren hat, kann ein gestärkter Therapeut sein. Der Kontakt mit den Göttern, wie schmerzlich er auch sein mag, kann für uns ein Erlebnis darstellen, das unsere Sichtweise der Welt und unsere Art zu leben grundlegend ändert. Wenn ein Arzt ernstlich krank gewesen oder behindert ist, kann er nie wieder derselbe sein. Die Erfahrung von Krankheit, Verlust, einer unsicheren Zukunft oder des drohenden Todes kann einen Menschen von zuvor bestehenden Illusionen, Vorurteilen und einer eingeschränkten Sichtweise des Lebens befreien. Möglicherweise ermöglicht solch eine Erfahrung es dem Arzt, zu einem «Heiler» zu werden; oder um es anders auszudrücken, die Erfahrung kann als Katalysator dienen, der es dem theoretisch versierten Spezialisten erlaubt, sich in einen fürsorglichen, verständnisvollen Arzt zu verwandeln.

Ich glaube, daß meine eigene MS-Betroffenheit mir dabei geholfen hat, gegenüber den Nöten anderer offener zu sein und daß sie meine Fähigkeiten als «Heiler» verstärkt hat. In meinem Fall trat die Krankheit zum Zeitpunkt meiner medizinischen Ausbildung auf, und ich sehe mich selbst oft als in zweifacher Hinsicht qualifiziert, erstens als Patient und zweitens als Arzt – die Reihenfolge ist wichtig! Wegen meiner MS mußte ich mich mit meiner eigenen Schwäche und Sterblichkeit auseinandersetzen. Das war zeitweise schmerzlich, und es ist nicht leicht gewesen, die Wirklichkeit zu ertragen. Ich habe Zeiten tiefer Depression und das Gefühl der Hoffnungslosigkeit und Verzweiflung durchlebt. Ich bin durch diese schwarzen Tiefen hindurchgegangen und habe viele der Teufel, die meine persönliche Hölle bewohnen, kennengelernt.

Die Begegnung mit den Teufeln und die Suche nach einem Weg durch den Dschungel des Lebens ist eine universelle Erfahrung, denn diese Reise müssen wir alle durchleben. Für mich stellte die MS einen der Hauptteufel dar. Dieses Buch ist eine Aufzeichnung meiner Versuche, die MS zu verstehen und zu packen und den besten, vorwärtsorientierten Weg zu finden. Ich frage nicht mehr «Warum ich?». Ich weiß, daß die MS meine persönliche Herausforderung ist und daß das Leben zu jedem auf verschiedene Weise ungerecht ist. Darüber hinaus weiß ich jetzt, daß das Leben nicht nur ungerecht ist, sondern daß die auftretenden Ereignisse in sich selbst oft zufällig und bedeutungslos sind. Das ist so lange der Fall, bis wir den Ereignissen einen Sinn verleihen, denn nur, wenn wir dazu in der Lage sind, den Göttern ins Angesicht zu schauen und «Ja» zum Leben zu sagen, können wir beginnen, Verantwortung für uns selbst zu übernehmen und das zu akzeptieren bzw. das Beste aus dem zu machen, was auch immer das Schicksal uns bringen mag. Wenn wir so nicht handeln können oder wollen, verbringen wir möglicherweise unser Leben damit, nach Antworten dort zu suchen, wo sie nicht zu finden sind, oder für unsere Leiden und das ungerechte Schicksal entweder die Götter oder andere Menschen verantwortlich zu machen. Wir alle müssen einer Reihe verschiedener Herausforderungen begegnen; das sind die Fragen, die das Leben an uns richtet, und wir müssen uns stellen und sie beantworten, ob wir nun die Eltern eines geistig behinderten Kindes, verwitwet oder die in einer Krankenhausabteilung sterbenden Krebspatienten sind.

Ich hoffe, daß ich meine Erfahrungen durch die MS nutzen konnte, um mich selbst besser zu verstehen und um mit der Welt, die oft ungerecht und düster zu sein scheint, gleichzeitig aber geheimnisvoll und wunderbar ist, besser zurechtzukommen. Ich glaube, daß ich in meinen positiveren Augenblicken nun schließlich beginne zu sagen «Warum nicht ich?». Das verleiht mir ein Gefühl des Friedens und des Annehmens. Ich erkenne, daß ich Teil des Universums, Teil der natürlichen Welt bin. Ich brauche nicht mehr zu kämpfen, weil ich weiß, daß ich die Kraft in mir habe, allem, was da kommen soll, zu begegnen. Obwohl ich nicht die Karten austauschen kann, die das Leben mir zugeteilt hat, kann ich teilweise entscheiden, wie ich mit den Karten spiele, wie ich meinem Schicksal begegne.

Bislang war die Herausforderung an mich nicht so hart wie die, der viele MS-Betroffene gegenüberstehen, und manchmal frage ich mich, ob meine Philosophie unter weniger günstigen Umständen weiterhin Bestand hätte. Könnte ich immer noch solche Worte schreiben, wenn meine MS schlimmer wäre und die Unterstützung durch Familie und Freunde fehlte? Wenn wir unserem Leben einen Sinn geben sollen, dann müssen wir Entscheidungen treffen, Risiken auf uns nehmen und die Verantwortung für ausgewählte Möglichkeiten, wie begrenzt sie auch seien oder wie gewaltig ihre Folgen auch sein mögen, übernehmen. Wir können uns entweder ins Wasser stürzen und uns, der Gnade der Meere ausgeliefert, treiben lassen, oder wir versuchen, unserem Schicksal zu begegnen, indem wir unsere Begrenzungen akzeptieren und dann von den noch vorhandenen Kräften Gebrauch machen. Das bedeutet Leben.

Wir können uns dazu entscheiden, unsere verbliebenen Fähigkeiten dazu zu benutzen, aus unseren Erfahrungen sowohl für uns selbst als auch für unsere Mitmenschen einen Sinn abzuleiten. Für mich ist dies die einzige Antwort auf die Frage nach dem Sinn des Leidens und der Ungerechtigkeit, die das Leben mir auferlegt hat. Es ist eine Antwort, keine Frage an das Leben, und sie hilft mir, mit Hoffnung zu leben und in dem Bestreben, einer sonst hoffnungslos und ungerecht erscheinenden Welt einen Sinn zu geben, mit den Göttern zusammenzuarbeiten. Gleichgültig, wer und wo wir sind, wir sind Teil der Natur und sollen unsere Rolle spielen, egal wie gering unser Anteil manchmal zu sein scheint. Dadurch können wir so erfüllt wie möglich im *Hier und Jetzt*, in der Gegenwart leben, ohne zurückzuschauen und ohne zu versuchen, zu weit in die Zukunft, die vor uns liegt, zu blicken.

Auf die Frage, wie man mit MS leben kann, hat dieses Buch keine einfachen Antworten gegeben, und es wäre lächerlich zu behaupten, daß es solche gibt. Statt dessen habe ich über meine eigene Reise durch den Teil der erschreckenden, rätselhaften Vielfalt der MS geschildert, in dem ich mich selbst gefunden habe. Ich hoffe, daß diese Schilderung anderen, die auf ähnlichen Pfaden reisen, als richtungweisendes Buch und Orientierungshilfe dienen wird.

Anhang

1. MS-Gesellschaften

Die Multiple Sklerose Gesellschaft

Diese Organisation arbeitet hauptsächlich auf ehrenamtlicher Basis. Sie betreut und unterstützt MS-Betroffene und deren Familien. Außerdem bemüht sie sich, Gelder für die MS-Forschung zu beschaffen.

Viele Jahre lang hielt ich mich von allem, was mit der MS-Gesellschaft zu tun hatte, fern. Dies geschah teils, weil ich lange brauchte, bis ich wirklich akzeptiert hatte, daß ich die Krankheit hatte, teils, weil ich nicht mit Menschen in Verbindung gebracht werden wollte, die stärker behindert waren als ich. Außerdem dachte ich, die Gesellschaft bestünde aus unerträglichen «Humanitätsaposteln» oder «Wohltätigkeitsdamen», die es entweder nötig hätten, sich um andere Menschen zu kümmern oder ehrenamtlich arbeiteten, um ihr soziales Ansehen in der Gemeinde zu verbessern.

Schließlich, als ich meine Behinderung angenommen und mich darauf eingerichtet hatte, mein Leben entsprechend zu verändern, wie z.B. durch die Teilzeitarbeit, entschloß ich mich dazu, der MS-Gesellschaft beizutreten. Ich dachte mir, daß ich als Arzt, der die frühen Schrecken der MS durchlebt hatte, anderen Menschen etwas geben könne.

Eines Abends schaute ich im Telefonbuch nach und entdeckte, daß die nächste MS-Zweigstelle in einer zwanzig Meilen (ca. 30 km, Anm. d. Übers.) entfernt gelegenen Stadt zu finden war; mit einigen Beklemmungen wählte ich die Nummer. Bald sprach ich mit der Sozialpädagogin der Southampton-Zweigstelle. Sie bestand darauf, mich zu Hause besuchen zu wollen, und ohne große Umstände wurde ein Termin vereinbart. Gespannt erwartete ich ihren Besuch. Dann bemerkte ich, daß eine Art Lieferwagen draußen parkte und zwei Leute ausstiegen. (Später entdeckte ich, daß dieses Auto als «der Transporter» bezeichnet wurde). Als nächstes erinnere ich mich daran, daß ein älteres Pärchen, beide herzlich und freundlich, bei mir im Eingang standen.

Bald sprachen sie mit Penny und mir in unserem Wohnzimmer. Beide waren nett und mitfühlend, aber der Umstand, daß sie recht alt und auf verschiedene Arten selber behindert waren, irritierte mich leicht! Mr. Lockyer erzählte mir, daß er einen Herzinfarkt überstanden habe, und seine Frau litt unter Arthritis und hatte Schwierigkeiten beim Laufen. Trotz ihres Alters und ihrer Behinderungen waren sie als zwei reizende Menschen aufgetaucht, die mir unbedingt helfen wollten. Ihr inniger Wunsch, zu Diensten zu sein, erschreckte mich, und ich mußte klarstellen, daß wir keine Hilfe wollten, sondern daß wir anderen helfen wollten. Nach einiger Zeit akzeptierten Mrs. und Mr. Lockyer diese Tatsache, blieben aber entschlossen, uns eine Fahrgelegenheit zu vermitteln, so daß wir am nächsten Treffen teilnehmen könnten.

Einstand

An jenem Tag wurden wir von einer großen Frau mittleren Alters abgeholt, die sich als ehrenamtliche Krankenschwester der St. Johns Ambulanz entpuppte; auch sie war Mitglied des Zweigstellen-Vorstandes. Wir beide genossen das Gespräch mit Miss Maltby auf dem Weg runter nach Southampton. Sie hatte ein umfassendes Wissen über MS und viel Erfahrung in der Unterstützung von MS-Betroffenen, aber sie wirkte in keiner Weise beschirmend.

Dies Treffen fand in einer großen Halle statt, die extra behindertengerecht gebaut worden war und Reihen von Tischen und Stühlen enthielt. Es waren schwerbehinderte Menschen anwesend; einige saßen in Rollstühlen, andere hatten Gehstützen oder Stöcke, aber es gab nur wenige wie mich, mit einer nur leichten Behinderung. Es schien das zu sein, was sie wollten – eine Möglichkeit, herauszukommen, Bingo und andere Spiele zu spielen, zu plaudern, etwas zu essen und zu trinken. Nun ja – Penny und ich fühlten uns nicht wirklich dazugehörig! Der Vorstand der Zweigstelle machte sich diesen Umstand und die Tatsache, daß ich ein junger Arzt war, der bereit war, in der Gesellschaft mitzuwirken, auf kluge Weise zunutze. Mit den Vorstandsmitgliedern sprach ich über die Tatsache, daß nur sehr wenige kürzlich Diagnostizierte und leicht Behinderte anwesend waren, und es dauerte nicht lange, bis wir Southamptons erste MS-CRACK-Gruppe gegründet hatten.

So kamen Penny und ich mit der MS-Gesellschaft in Berührung, und, auch wenn wir ins kalte Wasser geworfen worden waren, entschlossen wir uns dazu, zukünftig eine Rolle in der Gesellschaft zu spielen. Zu jener Zeit war im örtlichen Vorstand kein MS-Betroffener. Gemeinsam mit anderen Zweigstellen der Gesellschaft war man der Auffassung, daß es für Menschen, die tatsächlich selber von MS betroffen waren, unpassend sei, Arbeit zu übernehmen. Man glaubte, sie könnten mit Schmerzlichem konfrontiert werden und andererseits, daß sie aufgrund einer übermäßigen emotionalen Beteiligung nicht mehr zu angemessenen Beurteilungen in der Lage seien.

Diese Haltung gefiel mir nicht, und ich bin stolz darauf festzustellen, daß sie sich vollkommen geändert hat, seit ich der Gesellschaft beigetreten bin. Jetzt ist es allgemein üblich, daß MS-Betroffene Vorstandsmitglieder sowohl bei den Zweigstellen als auch in der nationalen Gesellschaft sind, und zunehmend übernehmen sie in dem Betrieb der Gesellschaft eine aktive Rolle. Obwohl ich von den Veränderungen beeindruckt bin, bleibt immer noch viel zu tun. Über eine noch stärkere Teilnahme von MS-Betroffenen als gegenwärtig gegeben, würde ich mich freuen. Beispielsweise haben Schweden und Kanada einen großen Anteil von MS-Betroffenen in ihren Organisationen und Vorständen.

Internationaler Zusammenschluß

Sylvia Lawry ist die Gründerin der amerikanischen MS-Gesellschaft. Ihr eigener Bruder war von MS betroffen. Er hatte die progrediente Verlaufsform und hatte keinerlei Remissionen erlebt. Frau Lawry wußte, daß es bei anderen MS-Betroffenen Remissionen gab, und sie wollte so viel wie möglich erfahren, um ihrem Bruder zu helfen. 1945 annoncierte sie in einer nationalen Zeitung mit der Bitte um Informationen von MS-Betroffenen, die Remissionen kannten. Sie erhielt eine Vielzahl von Antworten, und aufgrund dieser Verbindungen gründete Frau Lawry 1946 die «National Multiple Sclerosis Society» der USA.

1953 traf sich Frau Lawry mit Sir Richard Cave, dessen Frau MS hatte. Das war der Beginn der britischen MS-Gesellschaft.

Frau Lawry ist die Gründerin der amerikanischen MS-Gesellschaft, Sir Richard begründete die britische MS-Gesellschaft. Durch ihre und die Bemühungen vieler anderer Menschen gibt es heute die Internationale Föderation der Multiple Sklerose Gesellschaften (IFMSS). Vertreter aller nationaler MS-Gesellschaften treffen sich jährlich, um ihre Kenntnisse über Forschung, Sozialarbeit, Öffentlichkeitsarbeit und Spendenmarketing auszutauschen und um die Gründung neuer MS-Gesellschaften in anderen Ländern zu unterstützen.

Als ich erstmals an einem dieser Treffen als Vertreter der britischen MS-Gesellschaft teilnahm, war ich sowohl überrascht als auch enttäuscht, als ich feststellte, daß nur wenige MS-Betroffene in der IFMSS bzw. ihren Komitees aktiv waren. Seither sind Veränderungen eingetreten, und in den letzten Jahren war trotz Ermüdbarkeit und Behinderung, die das Reisen so erschweren, eine zunehmende Beteiligung einiger von uns Betroffenen bei den internationalen Konferenzen festzustellen. Wir spielen nun bei der Entscheidungsfindung der IFMSS auf allen Ebenen eine einflußreiche Rolle; bedingt durch die Workshops für MS-Betroffene und durch die Zusammenkünfte des Komitees «MS-Betroffene International» (PwMSI). Durch diese Aktivitäten werden nicht nur die Fachleute darüber «belehrt», was es heißt, MS zu haben bzw. damit zu leben, sondern auch die Bildung von Selbsthilfegruppen sowie eine stärkere Mitwirkung MS-Betroffener in den nationalen MS-Gesellschaften wird unterstützt.

Deutsche Multiple Sklerose Gesellschaft (DMSG)

(Geschäftsstelle des Bundesverbandes der DMSG, Rosental 5, 8000 München 2, Tel.: 089/2608058)

Die Deutsche Multiple Sklerose Gesellschaft, 1952 gegründet, ist eine gemeinnützige Vereinigung, die in das Vereinsregister eingetragen ist und auch vom zuständigen Finanzamt als gemeinnützig anerkannt ist. Sie arbeitet politisch und konfessionell neutral. Die DMSG gliedert sich in den Bundesverband und die Landesverbände. Die Landesverbände sollen in der Regel für den Bereich eines Bundeslandes gebildet werden. In ihnen sind die Mitglieder des jeweiligen Bereiches zusammengefaßt. Mitglieder können alle natürlichen und juristischen Personen werden, die den Vereinszweck fördern wollen. Die Aufnahme erfolgt gleichzeitig für den Bundesverband und den Landesverband.
Die DMSG hat folgende Organe:
1. Der Vorstand
2. Die Mitglieder

Der Vorstand
Der Vorstand besteht aus 13 Mitgliedern, und zwar dem
– 1. Vorsitzenden
– 1. und 2. stellvertretenden Vorsitzenden
– Schatzmeister
– 6 Beisitzern und
– den Vorsitzenden der drei Beiräte: Ärztlicher Beirat, Sozialbeirat und Patientenbeirat
Die DMSG ist in den Bundesländern und Stadtstaaten durch Landesverbände vertreten. Sie berät MS-Patienten und ihre Angehörigen und

sonst interessierte Personen in besonderen Fragen des Lebens und hilft bei der Lösung privater, beruflicher und finanzieller Probleme.

Die Mitglieder

Mitglieder DMSG 1986: 23000.
Für die Arbeit stehen insgesamt ca. 3000 ehrenamtliche und 105 hauptamtliche Mitarbeiter zur Verfügung.
Die DMSG ist bemüht, die Behandlung von MS-Kranken durch die Einrichtung von Krankenhäusern und Spezialabteilungen zu fördern und zu verbessern. Die Landesverbände der DMSG stehen mit einer Reihe von Spezialkliniken, aber auch mit zahlreichen Universitäts- und Fachkliniken in Kontakt, in Zusammenarbeit mit den Hausärzten vermitteln sie Behandlungsmöglichkeiten und Beratungen. In der praktischen Sozialarbeit spielen Selbsthilfegruppen, Kontaktkreise und MS-Clubs in allen Teilen der Bundesrepublik mit Behandlungs- und Betreuungsprogrammen sowie fortbildenden Maßnahmen eine bedeutsame Rolle. Die DMSG ist bemüht, durch Lehrveranstaltungen und Kurse die Leistungen ihrer Mitarbeiter zu fördern, die MS-Kranken zu informieren und ihnen durch psychosoziale Betreuung, therapeutisch sinnvolle Betätigungsmöglichkeiten und Freizeitgestaltung zu helfen.

Finanzierung

Die DMSG ist bei der Durchführung der genannten Aufgaben auf die Zuschüsse des Bundesministeriums für Jugend, Familie, Frauen und Gesundheit und einiger Länderministerien, der BfA Berlin und insbesondere auf die Spenden von Firmen und privaten Förderern angewiesen. Zu 80% finanziert sich die DMSG aus Spendengeldern.

Öffentlichkeitsarbeit

Durch das Mitteilungsblatt der DMSG, «DMSG-Aktiv», das vierteljährlich erscheint, werden Mitglieder, Förderer, Behörden, Krankenkassen usw. regelmäßig über die Arbeit der Gesellschaft und ihre Gliederungen orientiert. Darüber hinaus vermitteln die Hefte des Mitteilungsblattes im Rahmen der Öffentlichkeitsarbeit Aussagen über medizinische Fragen, gesetzliche Neuerungen, Rechtsfragen, Ansprüche der Behinderten sowie deren mögliche Förderung. Diese Information wird weiter ergänzt durch die Zusammenarbeit mit Presse, Rundfunk und Fernsehen.

Zusammenarbeit mit anderen Verbänden
Es besteht eine Mitgliedschaft in dem Deutschen Paritätischen Wohlfahrtsverband (Spitzenverband) sowie in anderen Verbänden, die der Bundesarbeitsgemeinschaft «Hilfe für Behinderte» angehören, im Verein für öffentliche und private Fürsorge, in der Deutschen Vereinigung für Rehabilitation Behinderter u.a.

Die DMSG gehört bei den meisten der genannten Organisationen auch dem Vorstand oder besonderen Arbeitsgemeinschaften mit an. Hier werden Fragen für alle Behindertengruppen angesprochen.

Ein spezieller und weltweiter Erfahrungsaustauch in der MS-Arbeit wird durch Mitgliedschaft in der Internationalen Föderation der MS-Gesellschaften (IFMSS) ermöglicht. Der hohe Wert des Nachrichtenaustausches mit den 20 Mitgliedsländern bestätigt sich bei den jährlichen Konferenzen der IFMSS, insbesondere in Zusammenarbeit mit dem Patientenbetreuungskomitee und dem Exekutivkomitee des Internationalen Medizinischen Beirates.

Die DMSG hat diese Möglichkeit genutzt, ihren Aufgaben und Zielen durch Mithilfe und Erfahrungen anderer Länder näherzukommen. Sie gehörte 1965 mit zu den Gründungsmitgliedern der IFMSS.

Landesverbände der DMSG

Landesverband der DMSG in
Baden-Württemberg, AMSEL
Regerstraße 18
7000 Stuttgart 1, Tel.: 0711/692019

Landesverband Bayern e.V.
St.-Jakobs-Platz 10
8000 München 2, Tel.: 089/266091

Landesverband Berlin e.V.
Knesebeckstraße 3
1000 Berlin 12, Tel.: 030/310647

Deutscher Paritätischer Wohlfahrtsverband
Landesgruppe Bremen e.V.
Fedelhoeren 49
2800 Bremen, Tel.: 0421/321533

Landesverband Hamburg e. V.
Eppendorfer Weg 149
2000 Hamburg 20, Tel.: 040/4224433

Landesverband Hessen e. V.
Auf der Körnerwiese 5
6000 Frankfurt/Main 1, Tel.: 0611/590766–67

Landesverband Niedersachsen e. V.
Engelbosteler Damm 72 (Nordstadt)
3000 Hannover 1, Tel.: 0511/717086

Landesverband Nordrhein-Westfalen e. V.
Kirchfeldstraße 149
4000 Düsseldorf, Tel.: 0211/312017

Landesverband Rheinland-Pfalz e. V.
Am Brand 31
6500 Mainz 1, Tel.: 06131/225646/225909

Landesverband Saar e. V.
Feldmannstraße 92
6600 Saarbrücken 1, Tel. 0681/56200

Landesverband Schleswig-Holstein e. V.
Beseler Allee 57
2300 Kiel 1, Tel.: 0431/560270–71

Die Österreichische Multiple Sklerose Gesellschaft – Dachverband –,
Lazarettgasse 14, 1090 Wien

Die Österreichische Multiple Sklerose Gesellschaft ist als Dachorganisation der verschiedenen Landesgruppen der Österreichischen MS-Gesellschaft überparteilich und religiös neutral.

Die Aufgaben des Vereines, dessen Tätigkeiten gemeinnützig und nicht auf Gewinn gerichtet sind, ist der Aufbau eines Sozialdienstes zur Unterstützung der MS-Patienten in Österreich sowie die Förderung der Erforschung der Multiplen Sklerose.

Der Verein wurde 1961 gegründet.

Die ordentliche Generalversammlung tritt jährlich einmal zusammen und wählt den Vorstand, der aus bis zu 18 Mitgliedern besteht, mit jeweils einem stimmberechtigten Mitglied aus einer Landesgruppe.

Dem Vorstand des Dachverbandes sowie dem der jeweiligen Landesgruppen kann ein Kuratorium angeschlossen sein, das die Tätigkeiten des Dachverbandes sowie der Landesgruppen überwacht und durch Spenden die Arbeit unterstützt.

Außerdem ist dem Vorstand der Österreichischen Multiple Sklerose Gesellschaft ein Ärztlicher Beirat und ein Patientenbeirat angeschlossen. Die Österreichische Multiple Sklerose Gesellschaft ist Mitglied der Internationalen Föderation der Multiple Sklerose Gesellschaften.

Folgende Aufgaben werden von der Gesellschaft und ihren Landesgruppen übernommen:

1. Medizinische Beratung und Betreuung der MS-Patienten in den Sonderambulanzen der Österreichischen MS-Gesellschaft und ihrer Landesgruppen. Es sind dabei jeweils Sozialbetreuer der Österreichischen MS-Gesellschaft anwesend, um in Zusammenarbeit mit den Ärzten die notwendigen Betreuungsmaßnahmen in die Wege zu leiten.
2. Vermittlung von Behindertenwohnungen, Hilfe bei Übersiedlungen und Wohnungsadaptierungen.
3. Klärung von Rentenansprüchen, Vermittlung von Pflegegeld und Hilflosenzuschüssen.
4. Beschaffung technischer Hilfsmittel wie Rollstühle, Gehhilfen, Hebegeräte etc.
5. Vermittlung von Heilgymnastik zu Hause.
6. Einzelgespräche und Gespräche mit Angehörigen.
7. Unterstützung von Patientenclubs zur Kontaktpflege und zum geselligen Beisammensein.
8. Organisation der Unterbringung von MS-Patienten in MS-Therapiestationen sowie evtl. notwendiger Krankenhausaufenthalte.
9. Vierteljährliche Herausgabe eines Mitteilungsblattes mit Informationen für MS-Patienten und Freunde der Gesellschaft.

Zur Finanzierung dieser Aufgaben stehen der Österreichischen Multiple Sklerose Gesellschaft und ihren Landesgruppen folgende Mittel zur Verfügung:
Zuwendungen des Kuratoriums des Dachverbandes und der Landesgruppen
Mitgliedsbeiträge
Spenden
Zuwendungen öffentlicher Stellen

Wichtige Adressen für MS-Kranke in Österreich:

Sonderambulanzen Wien

Neurologische Universitätsklinik
Lazarettgasse 14
1090 Wien, Tel.: 4800/3094, 3095   Mittwoch, 13.00–15.00 Uhr

Neurologisches Krankenhaus
«Rosenhügel»
Riedelgasse 5
1130 Wien, Tel.: 882515   Montag, 10.30–13.00 Uhr

Krankenanstalt Rudolfstiftung
Juchgasse 25
1030 Wien, Tel.: 725661   Dienstag, 9.30–11.00 Uhr

Wilhelmspital,
neurologische Abteilung
1160 Wien, Montleartstraße 37
1160 Wien, Tel.: 952511

Österreichische MS-Gesellschaft
Landesgruppe Oberösterreich
Wagner-Jauregg-Weg 15
4020 Linz, Tel.: 0732/57451

Österreichische MS-Gesellschaft
Landesgruppe Tirol
Universitäts-Klinik für Neurologie
Anichstraße 35
6020 Innsbruck, Tel.: 05222/2871 1/489 DW

Österreichische MS-Gesellschaft
Landesgruppe Salzburg
Landesnervenklinik
Ignaz-Harrer-Straße 79
5020 Salzburg, Tel.: 06222/33501/300, 301

Österreichische MS-Gesellschaft
Landesgruppe Steiermark
Neurologische Universitätsklinik
Auenbruggerplatz 22
8036 Graz, Tel.: 0316/385/548

Österreichische MS-Gesellschaft
Landesgruppe Kärnten
Seenußstraße 9
9020 Klagenfurt, Tel.: 04222/598422

MS-Therapiestation
Waldpavillon
NÖ Landeskrankenanstalt Grimmenstein
2840 Hochegg, Tel.: 02644/8231

MS-Sonderabteilung
Landeskrankenhaus
Bad Ischl
Dr. Mayer-Straße 10
4820 Bad Ischl, Tel.: 06132/3181

MS-Club Oberösterreich
Wagner-Jauregg-Weg 15
4020 Linz

MS-Club Krems
Kellergasse 3/4
3505 Krems

MS-Club Tirol
Neurologische Universitäts-Klinik
Anichstraße 35
6020 Innsbruck

MS-Club Steiermark
Robert-Stolz-Gasse 3
8010 Graz

MS-Club Salzburg (Lebenshilfe)
Ernst-Grein-Straße
5020 Salzburg

Kontaktstelle Leoben
Franz-Josef-Straße 8
8700 Leoben, Tel.: 03842/44902

Schweizerische Multiple Sklerose Gesellschaft (SMSG)

gegründet 1959

Die SMSG ist ein Verein gemäß Art. 60 des ZGB, politisch und konfessionell neutral und folgendermaßen organisiert:
    Die *Mitgliederversammlung* tritt einmal jährlich zusammen.
    Sie wählt den *Vorstand*, der bis zu 15 ehrenamtliche Mitglieder umfaßt.
    4 Vorstandsmitglieder bilden den Geschäftsführenden Ausschuß.
Der *Ärztliche Beirat* wird in medizinischen Fragen beigezogen.
    Die *Kontrollstelle* ZEWO prüft die Jahresrechnungen.

Geschäftsstellen:
Zentralsekretariat und Sozialdienst
Brinerstr. 1
Postfach, CH-8036 Zürich
Tel.: 01/461 46 00

Secretariat Romand
Terreaux 9
case postal, CH-2000 Neuchatel
Tel.: 038/24 54 58

Namen können dem jeweils aktuellen Jahresbericht entnommen werden.
    Gemäß Statuten bezweckt die SMSG, den Multiple Sklerose Kranken soziale und medizinische Hilfe zu bieten durch:

– Verbesserung der allgemeinen Betreuungs- und Behandlungsmöglichkeiten, in Zusammenarbeit mit Ärzteschaft und Fürsorge,
– Schaffung von geeigneten Kur- und Pflegeheimen sowie Überwachung und Unterstützung dieser Betriebe,
– Orientierung der Öffentlichkeit über das Wesen der Multiplen Sklerose,
– Förderung und Unterstützung der wissenschaftlichen Forschung im Gesamtgebiet der MS.

Dienstleistungen der SMSG (Raum Schweiz) werden im Rahmen der Statuten und Möglichkeiten auf die aktuellen Bedürfnisse ausgerichtet.

Sozialdienst
Der Sozialdienst SMSG berät Patienten aus Stadt und Kanton Zürich persönlich in Lebensfragen sowie in Sachfragen (Hilfsmittel, Kuraufenthalte, Therapien, Sozialversicherungen, Finanzierungen usw.).

Ratsuchenden in den anderen Kantonen steht der Sozialdienst SMSG für Auskünfte aller Art zur Verfügung; er arbeitet eng zusammen mit den örtlichen Pro Infirmis-Beratungsstellen und anderen Sozialdiensten, welchen der direkte Kontakt möglich ist.

Zusammenarbeit mit folgenden Kliniken, die je eine MS-Rehabilitations-Station eingerichtet haben:

- *Montana*, Bernische Höhenklinik «Bellevue», Abteilung von 50 Betten (seit 1961)
- *Walenstadtberg*, St. Gallische Höhenklinik, Knoblisbühl, Abteilung von 33 Betten (seit 1978).

In diesen Zentren erhalten MS-Patienten eine den aktuellen neurologischen Erkenntnissen entsprechende Behandlung und angepaßte Therapie (Physio-, Ergo-, Hydro- und Hippotherapie).

Förderung von *MS-Regionalgruppen* zur Kontaktpflege für Patienten im Aufbau. Vorläufig in Aarau, Basel, Baden/Brugg, Bern, Chur u.U., Einsiedeln, Glarus, Luzern, Schaffhausen, St. Gallen/Appenzell, Solothurn, Thun, Thurgau, Uri, Wil, Zürich sowie im Welschland und im Tessin vorhanden. Diese Arbeit basiert auf dem Einsatz von ehrenamtlichen Helfern.

Ferienaktionen für die Schwerbehinderten unter den MS-Kranken. Ausschreibung im März-Mitteilungsblatt.

Bildungswochen und *Wochenendtagungen* für Kranke und Angehörige.

Herausgabe eines *Mitteilungsblattes*. Dieses erscheint vierteljährlich in Deutsch (gelegentlich auch auf Tonband), Französisch und Italienisch. Es enthält medizinische Artikel sowie Nachrichten und Hinweise verschiedenster Art, die für Patienten, Angehörige und Betreuer von Interesse sein können.

Information:
- gezielt für Kranke, Angehörige, Interessierte, Ärzte und paramedizinisches Personal
- sowie allgemeine Information in Zusammenarbeit mit den Medien.

Filmverleih (16 mm, Magnetton, farbig):
- «Diagnose: MS» (1975), 25 Minuten, Gebühr Fr. 30,– (wenn begründet auch gratis).
- «Eine lebensnahe Therapie» (1976), 17 Minuten. Ein Film über Reittherapie.
- «Neue Wege» (alternatives Wohnen für Behinderte, 1981) 20 Minuten.
- «Keine Angst vor Begegnung» (1982), Film über das Feriendorf Twannberg, 31 Minuten.
- «Pins and Needles» (1980), 38 Minuten. Film in Australien gedreht – wie eine MS-Patientin ihre Krankheit erlebt (nur englische Version).

Förderung der MS-Forschung:
- Finanzielle Unterstützung ausgewählter Projekte
- Verleihung eines Forschungspreises (alle drei Jahre, bisher 1978 und 1981)
  Die SMSG ist Mitglied der Internationalen Föderation der MS-Gesellschaften
  Für die Erfüllung ihrer Aufgaben stehen der SMSG folgende *Mittel zur Verfügung:*
- Mitgliederbeiträge
- Legate und andere Zuwendungen
- Spenden
- Beiträge der öffentlichen Hand
- Gelder aus Sammelaktionen.

Die *Mitgliederschaft bei der SMSG* kann durch Unterzeichnung einer Beitrittserklärung erfolgen. Der minimale Jahresbeitrag beträg Fr. 20,– für natürliche, Fr. 50,– für juristische Personen (Kollektivmitglieder).

Andere Organisationen auf ehrenamtlicher Basis

Neben den MS-Gesellschaften gibt es viele Organisationen, die ein breitgefächertes Hilfsangebot für kranke oder behinderte Menschen haben. Genauere Informationen darüber können bei den MS-Gesellschaften, den Sozialämtern, den Sozialstationen, den Fürsorgestellen und den Wohlfahrtsverbänden angefordert werden.

2. Weiterführende Literatur

BAUER, HELMUT J.: «MS-Ratgeber», Praktische Probleme der Multiplen Sklerose, neubearb. u. erw. Auflage, Gustav Fischer Verlag, Stuttgart 1985

BAUER, HELMUT J.: «Multiple Sklerose», Klinik der Gegenwart III, E 259–E 288a, Verlag Urban & Schwarzenberg, 1980 (Fachbuch)

DÜNKEL, RUTH: «MS – Patient, Arzt und Umfeld», Gustav Fischer Verlag, Stuttgart 1985

GRAHAM, JUDY: «Multiple Sklerose – und doch nicht verzweifeln», Hermann Bauer Verlag, Freiburg i. Breisgau, 1983

IHMIG, HELMUT: «Aus unserer Sicht», Hamburger Service-Verlag GmbH, Kraueler Hauptdeich 135, 2050 Hamburg 80, 1981

LIEBSCHER, FRED: «Multiple Sklerose. Eine Krankheit, mit der man leben kann», Karl F. Haug Verlag, Heidelberg 1982

LIPKE, CORDULA: «Lauf, solange du kannst», Bericht über eine Krankheit, Habbel Verlag, Regensburg 1980

MARMARA-SONSALLA, R.: «Der Tag, der alles veränderte», Hofmann-Druck KG, Augsburg 1982

OBERHOFF-LOODEN, I.: «Psychopathologie der Multiplen Sklerose», Otto Müller Verlag, 1978

POSER, SIGRID: «Multiple Sklerose», Erträge der Forschung, Band 245, Wissenschaftliche Buchgesellschaft Darmstadt 1986 (Fachbuch)

POSER, S., RITTER, G.: «Multiple Sklerose in Forschung, Klinik und Praxis», F.K. Schattauer Verlag, Stuttgart–New York 1980 (Fachbuch)

WESTFALEN, MARION: «Protokoll einer Behinderung – eine MS-Kranke berichtet», Nordgrafik-Verlag, Süderstr. 1, 2244 Wesselburen 1982

Register

Ärztliche Ratschläge

Dünkel
Multiple Sklerose
Patient, Arzt und Umfeld
2. A. 1985. 171 S., DM 8,–

Bauer
MS-Ratgeber
Praktische Probleme der
Multiplen Sklerose
4. A. 1989. 227 S., DM 12,80

Soyka
Schlaganfall
Ein Ratgeber für Patienten und
deren Angehörige
2. A. 1988. 160 S., DM 18,–

Thorspecken
Herzschrittmacher
Ein Leitfaden für Patienten
1986. 186 S., DM 24,80

Neundörfer
Die Parkinsonsche Krankheit
Ein Lehrbuch für Patienten und
ihre Angehörigen
2. A. 1987. 82 S., DM 12,80

Raab
Sexualfibel
Informationen über Sexualstörun-
gen und durch Geschlechtsverkehr
übertragbare Krankheiten inklusive
AIDS
1989. 176 S., DM 19,80

Földi/Kubik
Lehrbuch der Lymphologie
1989. Etwa 450 S.,
geb. etwa DM 98,–

Gundermann
Heiserkeit und Stimmschwäche
Ein Leitfaden zur Selbsthilfe, wenn
die Stimme versagt
2. A. 1989. 154 S., DM 16,80

Faust
Depressionsfibel
2. A. 1989. Etwa 130 S.,
etwa DM 16,80

Kleinsorge
Selbstentspannung
Trainingsheft für das Autogene
Training
7. A. 1988. 96 S., DM 9,80

Preisänderungen vorbehalten

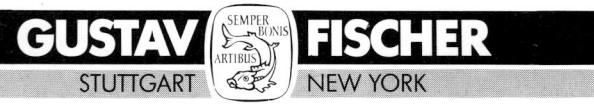

GUSTAV FISCHER
SEMPER BONIS ARTIBUS
STUTTGART NEW YORK